Hannelore Ingwersen

Ich entscheide mich für die Liebe

Hannelore Ingwersen

Ich entscheide mich für die Liebe

Erfahrungen mit Trennung,
Trauer, Tod und Träumen

Verlag Urachhaus

Für Marike

Danksagung:

Ich danke allen Menschen, ohne deren Hilfe das Buch nicht entstanden wäre, vor allem Jelle und Frauke und denen, die in meinem Leben eine Rolle gespielt haben und die mir ihr Einverständnis für die Veröffentlichung gegeben haben.

ISBN 3-8251-7227-9

Erschienen 1998 im Verlag Urachhaus

Umschlaggestaltung: Erik Sok
Umschlagbild: Odilon Redon,
La Tunique bleue oder *Saint Jean-Baptiste* (1892)
Druck: WB-Druck, Rieden

Inhalt

Inhalt

Prolog

Heute ist Post von Gertrud gekommen. Ich öffne den Umschlag: eine Karte und eine Einladung für ein Seminar über ein Buch. Das Buch hatte ich gelesen. Es hatte mich sehr berührt und das Seminar könnte interessant werden. Aber ich sehe, dass es in Griechenland stattfinden wird. Das ist sicher viel zu teuer für mich. Dann lese ich den Namen »Elias-Seminar«. Bei dem Namen »Elias« horche ich immer auf. Ich spüre, dass mich etwas innerlich erwärmt. Ich fühle mich angesprochen.

Ich frage mich gar nicht, warum dieses Seminar »Elias-Seminar« heißt, sondern denke mir, dass ich irgendetwas damit zu tun habe. Elias hieß damals mein kleiner Sohn. Er war nur kurz bei mir und starb dann wieder.

Ich lasse die Seminareinladung erst einmal für einige Wochen liegen. Aber sie lässt mich nicht los. Schließlich nehme ich doch das Telefon zur Hand. Ich kann ja einmal nachfragen. Sie habe den Namen »Elias« geträumt, erzählte mir die Frau am Telefon. »Ich habe den Namen auch geträumt« höre ich mich sagen, »als ich schwanger war mit meinem ersten Kind.«

Verblüffend, dass für uns beide der Name durch einen Traum kam.

Wie war es damals eigentlich alles gewesen? Vierzehn Jahre liegt es jetzt zurück.

I

In Afrika lernte ich, dass das Sterben zum Leben gehört

Ich war schwanger mit meinem ersten Kind und freute mich darüber. Es machte mich glücklich, Mutter zu werden. Die Umstände waren allerdings nicht einfach. Wir, mein Freund Karsten und ich, hatten uns gerade entschlossen, Wohnung und Arbeit zu kündigen und eine große Reise nach Afrika zu machen.

Ich hatte nie eine wirkliche Heimat gefunden in dem Land, in dem ich geboren war. Deutschland war mir zu reich und die Menschen zu anspruchsvoll und zu intellektuell. Ich sehnte mich nach einem einfachen Leben. Außerdem fühlte ich mich immer belastet durch die deutsche Vergangenheit. Wenn ich im Ausland war, schämte ich mich, Deutsche zu sein. Karsten war in unserem Land gar nicht zu Hause. Er war ein dunkler Typ, und wenn wir auf Reisen waren, wurde er häufig für einen Südländer gehalten. Im Herzen war er ein Zigeuner. Einen großen Teil seines Lebens verbrachte er damit, durch die Welt zu ziehen. Es konnte ihm gar nicht fremd und abenteuerlich genug sein. Die schlimmste Vorstellung für ihn war, ein bürgerliches Leben in geordneten Verhältnissen führen zu müssen.

Und während der Reisevorbereitungen wurde ich schwanger. Welch ein Glück! Welch eine Katastrophe! Glück oder

Katastrophe, ich wusste es nicht. Beides war da, nebeneinander. Aber zunächst war das Katastrophengefühl stärker. Karsten wollte unter keinen Umständen auf seine Reise verzichten. Er war es gewohnt, das durchzusetzen, was er sich in den Kopf gesetzt hatte. Er war in seinem Leben absolut konsequent und nahm nicht viel Rücksicht auf das, was um ihn herum war. Das Sympathische dabei war, dass er daraus kein Hehl machte und zu seinen Entscheidungen stand. Er war ein sehr stiller, verschlossener Mensch, den man kaum bemerkte, aber mein Bruder sagte immer, er hätte es faustdick hinter den Ohren.

Nun war ich schwanger von diesem Mann! Er wollte nicht in Deutschland und ich nicht ohne ihn bleiben. Also beschloss ich, trotz des Kindes, mitzufahren. Ich war immer ein vernünftiger, überlegender Mensch gewesen und es kostete mich nicht wenig Kraft, über meinen Schatten zu springen und eine Entscheidung zu treffen, die von vornherein so ›unvernünftig‹ war.

Nachdem die Entscheidung gefallen war, war ich guter Dinge. Ich hatte mir viel vorgenommen und ich wusste, dass ich sehr stark sein müsse. Ich war es gewohnt, mich sehr zu fordern, und ich hatte das Gefühl, genügend Kraft zu haben für das, was mit der Reise und dem Kind auf mich zukommen würde. Meine Umgebung war natürlich entsetzt, was ich gut verstehen konnte. Ich durfte nicht verlangen, dass jemand meine Entscheidung gutheißen würde. Das Katastrophengefühl wich mit der Klärung der Dinge und ich war glücklich, dass ich ein Kind erwartete.

Irgendwie ahnte ich, dass dieses Kind ein Junge war. Eigentlich hatte ich mich immer mehr wie eine ›Mädchen-Mutter‹ gefühlt. Vielleicht lag es daran, dass ich vier jüngere Schwestern hatte, die ich als Älteste mit großgezogen hatte. Für eine Tochter wusste ich auch schon lange einen Namen.

Ich dachte seit Jahren, wenn ich einmal eine Tochter bekommen sollte, dann soll sie ›Marike‹ heißen. Aber nun hatte ich das Gefühl, das Kind sei ein Junge. Und ich wusste nicht, wie dieser Junge heißen sollte. Wir überlegten, ich schaute Namenbücher durch, aber ich fand nicht den richtigen Namen für unseren Sohn. Karsten war an der Namensfindung nicht so interessiert. Er meinte, das überließe er mir, ich würde schon den richtigen finden. Aber ich fand ihn nicht. Dann träumte ich ihn. Ich schaute im Traum ein Namenbuch durch. Da stand der Name geschrieben: ELIAS.

Was sollte ich davon bloß halten? Der Name war mir so fremd! Ich wusste nicht, wer Elias war. Ich erinnerte mich nur, dass dies ein Name aus der Bibel war.

Ein biblischer Name für mein Kind? Der Gedanke war für mich völlig fremd und unpassend. Ich hatte mich von der Kirche sehr distanziert. Zwar würde ich sagen, dass ich schon damals ein spirituell suchender Mensch war, aber die Kirche und die Bibel spielten in dieser Zeit für mich keine große Rolle.

Über den kirchlichen Weg hatte ich keinen wirklichen Zugang zu geistigen Fragen gefunden. Ich machte Yoga und beschäftigte mich mit östlichen Philosophien und Religionen. Eher war ich damit beschäftigt, ein Verhältnis zu mir selbst zu finden als zu Gott.

Und nun so ein biblischer Name für mein Kind! Aber die Sicherheit im Traum bedeutete mir viel und ich schaute gleich am nächsten Tag nach, wer Elias gewesen war. Ich fand eine Kinderbibel meiner jüngeren Schwester, in der eine Geschichte vom Propheten Elias stand, die ich folgendermaßen in Erinnerung behielt:

Elias kommt zu einer Witwe, deren Sohn gerade gestorben ist. Die Frau jammert und weint und ist un-

tröstlich. Da nimmt Elias das tote Kind und sagt: »Herr, du hast dieses Leben genommen. Du kannst es auch wieder geben.« Damit wird das Kind wieder zum Leben erweckt und Elias bringt es zurück zu seiner Mutter.

Das also war Elias gewesen. Mehr dachte ich mir nicht dabei und ich setzte diesen Traum in keine Beziehung zu meinem Leben.

In Afrika hatten wir eine schöne, aber auch aufregende Zeit. Ich fühlte mich als Schwangere wohl wie noch nie. Zu Schwangerschaft und Geburt hatte ich ein unkompliziertes Verhältnis. Aber es gab andere Komplikationen, die darin bestanden, dass die Behörden auf Madagaskar, wo wir waren, unser Visum nicht verlängern wollten. Wir versuchten alles Mögliche, fanden nette Menschen, die uns helfen wollten, aber es ließ sich nichts machen. Wir sollten genau an dem Tag abreisen, an dem unser Baby geboren werden sollte. Die Behörden blieben hartnäckig. Was sollten wir bloß tun? Ein Visum für ein anderes Land beantragen? Zurück nach Deutschland fliegen?

Sechs Wochen vor dem Geburtstermin entschlossen wir uns, nach Hause zu fliegen, damit ich dort unser Kind zur Welt bringen konnte. Wir verbrachten noch ein paar Tage in Nairobi und buchten dort den Flug nach Frankfurt mit einer Zwischenlandung in Khartum im Sudan. Karsten war schon öfter im Sudan gewesen und ich wusste aus seinen Erzählungen viel über das Land. Es war so heiß, dass alles unendlich langsam oder gar nicht ging.

Als wir in Nairobi zum Flugzeug gingen, sagten Freunde zu mir: »Du kriegst dein Kind bestimmt im Sudan.« Ich lachte und antwortete: »Ich kriege mein Kind in der ganzen Welt oder im Flugzeug, aber ganz bestimmt nicht im Sudan.«

Der Sudan ist eines der am wenigsten entwickelten Länder der Welt. Den Verhältnissen in diesem Land wollte ich mich auf keinen Fall ausliefern. Aber es kam anders.

Ich hatte die ganze Reise über keine Angst um meine Gesundheit und die des Babys gehabt, doch jetzt, wo ich auf dem Weg in das ›sichere‹ Deutschland war, passierte etwas: Ich verlor im Flugzeug Fruchtwasser. Es war wie im Film. Nur, dieses Mal ging es um mich! Ich hörte, wie die Stewardess über die Bordlautsprecher fragte, ob ein Arzt im Flugzeug sei. Kein schlechter Film, sondern Realität!

Es waren zwei Ärzte in der Maschine. Sie fragten mich, wie weit ich mit der Schwangerschaft war, ob es mein erstes Kind sei und einiges mehr. Dreißig Minuten bis zum Zwischenstopp, und nach zwei Stunden Aufenthalt wären es noch sechs Stunden Flugzeit. Beide meinten, ich würde es nach Frankfurt schaffen.

Als wir in Khartum zwischenlandeten, wurde ich aufgefordert, das Flugzeug zu verlassen. Ich sollte die Klinik in Khartum aufsuchen und mich untersuchen lassen, ob ich weiterfliegen könne. Auf dem Weg zur Klinik spürte ich die Hitze. Am Nilufer gab es etwas Grün. Sonst war alles nur trockener Sand. Wir waren mitten in der Wüste.

Die Klinik sah nicht nach einer Klinik aus. Mit Klinik verband ich den Geruch von Desinfektionsmittel, peinliche Sauberkeit, glattgestrichene, weiße Bettdecken, hochtechnisierte medizinische Geräte, Ärzte und Pflegende in weißen Kitteln.

Aber hier stellte sich mir ein anderes Bild dar. Ich wurde durch etliche Gebäude und Gänge und Innenhöfe geführt. Immer wenn ich aus einem Haus kam und über einen Hof ging, stach die Sonne so, dass ich kaum sehen konnte. Menschen lagen vor der Klinik und in den Gängen auf Klappbetten oder auf dem Fußboden. Karsten sagte, ich solle nicht hinschauen. Ich wurde in ein kleines Zimmer geführt, in dem es nichts außer einer Pritsche gab. Ich wurde gebeten, mich darauf zu legen, und wurde untersucht. Die Ärzte sagten: Nein, ich könne nicht weiterfliegen. Ich bräuchte Ruhe. Eine Ärztin nahm ein paar Daten von mir auf. Sie legte den Zettel auf meinen Bauch und schrieb, denn einen Tisch gab es nicht.

Dann wurde ich auf die ›Entbindungsstation‹ gebracht. Die Zustände waren unbeschreiblich. Sie erinnerten mich an Bilder von Lazaretten, die ich in Filmen gesehen hatte. Es war ein großer Raum mit drei Betten an jeder Seite. Auf der einen Seite lagen die Frauen in den Wehen, meistens zwei in einem Bett. Auf der anderen Seite wurden die Kinder geboren. In der Mitte waren die Toiletten, ohne Wasser, ohne Papier. Überall war unbeschreiblicher Dreck. Vor meinem Bett hing ein Handtuch über einer verrosteten Leitung. Jeder, der sich überhaupt einmal die Hände wusch, trocknete sie mit diesem Handtuch ab; ich weiß nicht, seit wie vielen Tagen, vielleicht sogar Wochen. Hygiene gab es so gut wie gar nicht.

Ich spürte Angst. Wie würde ich hier zurechtkommen? Mein Körper war an deutsche Sauberkeit gewöhnt. Würde ich das überstehen? Für einen kurzen Moment ergriff mich Panik, aber dann schaffte ich es, mich in diese Situation hineinzuleben und sie anzunehmen. Ich konnte sowieso nicht mehr fort. Plötzlich fühlte ich so etwas wie einen großen Schutz, der mir Ruhe und Zuversicht gab.

Als Karsten kam und diese Zustände sah, war er entsetzt. »Ich gehe gleich noch einmal in die Stadt und versuche, dir ein Bettlaken zu besorgen«, meinte er. »Das ist lieb gemeint«, antwortete ich, »aber ich glaube, das ist ziemlich zwecklos. Gegen diesen Dreck kann man mit einem Bettlaken auch nichts ausrichten.«

Ich ergab mich in mein Schicksal. Nachts kam mein Kind zur Welt. So betriebsam und laut es tagsüber gewesen war, so einsam und still war es in der Nacht. Irgendwann kamen zwei arabische Hebammen zu mir, die sofort merkten, dass es nun so weit war. Zehn Minuten später war mein Kind geboren. Obwohl die Frauen kein Deutsch oder Englisch sprachen, konnte ich ihnen zu verstehen geben, dass sie mir meinen Sohn auf den Bauch legen sollten. Sie wickelten ihn in meine Jacke, und schon waren sie wieder verschwunden. Ich war alleine mit meinem eben geborenen Baby in einer so fremden Welt.

Alles war still. Ich hatte das Gefühl, die Welt würde ihren Atem anhalten. Dieses ganz Auf-mich-gestellt-Sein brachte mich in eine freudige Tiefe. Ich war überglücklich. Ich sang meinem Baby etwas vor und sprach mit ihm. Elias war unglaublich zart. Er hatte ein rundes Gesicht und breite Nasenflügel und erinnerte mich damit an meinen Bruder. Ich konnte sofort sehen, dass er aus unserer Familie kam, und ich hätte ihn unter Tausenden von Babys erkannt.

Ich begriff, dass mein Sohn einen langen, langen Weg hinter sich hatte, von dem die Schwangerschaft nur das sichtbare Ende war. Wie lang musste dieser Weg gewesen sein? Und wo hatte er seinen Anfang genommen? Die Geburt war für mich eine Erfahrung, die meine Vorstellungen von der Begrenzung des Lebens aufhob. Bisher hatte ich das Leben immer bloß zwischen Geburt und Tod betrachtet. Jetzt schien mir die Geburt nur ein Tor zu sein, aber nicht der Anfang. Es leuchtete etwas aus einer anderen Sphäre in mein Leben hinein, das ich nicht wirklich verstand, das mich aber überglücklich machte.

Irgendwann bemerkte ich, dass Licht den Raum erhellte. Ich hörte Vogelstimmen. Es wurde Morgen.

Es war ein ganz normaler Tag wie jeder andere. Nur für mich war die Welt stehen geblieben. Ich genoss diese Stunden mit meinem Kind bis zum Morgen, als das Treiben wieder anfing. Diese Stunden waren frei von jeder Angst, jeder Sorge und waren ein unwiederbringliches Geschenk des Himmels.

Als dann die Ärzte kamen, wurde angeschaut, gratuliert, gemessen, gewogen usw. Ich bekam einen riesigen Schreck! 1600 g, 41 cm! Das war viel zu klein! In meinem Glück hatte ich gar nicht gesehen, dass mein Kind so klein war.

»Ich denke, er kann es schaffen«, sagte der Arzt. Es war also nicht sicher, dass er es schaffen würde. Damit waren die Stunden des ungebrochenen Glückes zu Ende. Sorge und Angst wechselten ab mit Zuversicht und Hoffnung.

Irgendwann kam auch Karsten. Ich hatte darum gebeten, dass man ihn in seinem Hotel anrufen möge. Ich wusste zu dem Zeitpunkt noch nicht, dass es auf dem riesigen Krankenhausgelände nur ein Telefon gab. Mich schob man in ein Zimmer mit zwölf Betten. Mein Baby wurde auf eine Säuglingsstation gebracht. Wahrscheinlich muss ich etwas erschrocken geschaut haben. »Keine Angst«, sagten die Frauen, die mein Bett schoben. »Wir bringen Sie in ein anderes Zimmer.« So kam ich in ein Zimmer erster Klasse, das einen Aufschlag von zwölf Pfennigen am Tag kostete. Das war für die normale sudanesische Bevölkerung unerschwinglich viel.

Das Zimmer teilte ich mit einer berühmten sudanesischen Schauspielerin, die genauso dick war wie alle Frauen, die ich hier bisher gesehen hatte. Dick sein war für die Frauen ein Schönheitsideal. Ihr Mann kam in das Zimmer und brachte ihr etwas zu essen. Er konnte Englisch. »Wir schätzen uns sehr glücklich, Sie hier bei uns als Gast zu haben.« Was für eine Begrüßung! »Darf ich Ihnen ein Glas Wasser anbieten?« »Gerne«, antwortete ich und versuchte ein bisschen zu verbergen, welche Freude seine herzlichen Worte und die Aussicht auf ein Glas Wasser in mir auslösten. Ich hatte so lange nichts getrunken, weil es nichts gab, und das hatte mir in diesem Wüstenklima sehr zu schaffen gemacht.

Unser Kind war zu klein und zu schwach. Es konnte nicht saugen. Ich nahm es immer wieder auf, legte es an die Brust, aber es konnte nicht alleine trinken. Eine medizinische Versorgung gab es fast überhaupt nicht. Alle paar Stunden versuchte ich das Kind zu stillen, Tag und Nacht. Ich schlief wenig. Ich war so hin und her gerissen zwischen Freude und Schmerz, Hoffnung und Angst, dass ich schon deshalb kaum mehr als ein bis zwei Stunden am Stück schlafen konnte. Ich erlebte mit, wie ein anderes Baby starb. Es gab ein Riesengeschrei. Viele Frauen kamen und weinten und klagten und schrien mit der Mutter zusammen.

Eines Nachts war die Tür zum Säuglingszimmer abgeschlossen. Ich klopfte und klopfte, aber niemand öffnete. Mich überkam ein Gefühl der Panik. Vielleicht war mein Kind gestorben und sie hatten deshalb die Tür verschlossen? Aber das wäre im Sudan kein Grund, die Tür zu verschließen. Die Menschen dort halten den Tod nicht hinter verschlossenen Türen. Die Anspannung und die Angst zerfraßen mein Herz und ich war völlig erschöpft. Die Ärzte und Schwestern gaben sich große Mühe. Ich war als Europäerin etwas Besonderes und mir wurde sehr viel Hilfsbereitschaft und Anteilnahme entgegengebracht.

Alle waren fasziniert von meinem kleinen Sohn, weil er blonde Haare hatte. Viele Menschen kamen, um sich das

Baby mit den ›goldenen Haaren‹ anzuschauen, und alle hatten ein ermutigendes Wort für uns. Mein Sohn würde es schon schaffen. Die Ärzte taten, was sie konnten, aber sie hatten fast keine medizinischen Hilfsmittel zur Verfügung. Schwestern gab es kaum. Die Patienten wurden von ihren Angehörigen versorgt, die im Krankenhaus mitwohnten und vor den Betten auf dem Fußboden auf einer Wolldecke oder auf einer Zeitung schliefen.

In meinem Inneren tobte ein Kampf. Immer wieder fühlte ich mich wie weggerissen von der Angst, dass mein kleiner Sohn sterben könnte.

Als ich ihn am fünften Tag in seinem Körbchen sah, bemerkte ich, dass seine Ärmchen nicht mehr nach oben gebeugt waren. Ich fühlte, dass er von seinem Überlebenskampf genauso erschöpft war wie ich und dass seine Lebenskräfte schwanden. Mir kamen Tränen. Die Ärzte beruhigten mich und sagten, es gäbe keinen Grund, sich Sorgen zu machen. Aber für mich dachte ich: Wenn mein Kind keine Kraft zum Leben hat, dann will ich es auch gehen lassen. Ich will es nicht festhalten, ihm durch meine Liebe und Wünsche das Sterben nicht noch schwerer machen.

Am nächsten Morgen beruhigte mich niemand mehr. Mittags kam der Arzt zu mir und fragte: »Wo ist sein Vater?« Ich antwortete ihm, dass Karsten nicht hier sei. »Es tut mir Leid«, sagte der Arzt, »er hat es nicht geschafft.« »Ist er tot?«, fragte ich. Als Antwort bekam ich ein kurzes Nicken. Ich war nicht überrascht, fühlte mich innerlich vorbereitet und ganz ruhig. Der Arzt saß noch auf meiner Bettkante, als Karsten ins Zimmer kam.

»Unser Kind ist gestorben«, sagte ich leise. Karsten war völlig erschüttert und weinte. Ich hatte ihn noch nie weinen sehen. Er war ein Mann, der seine Gefühle wenig zeigen konnte. Es war ein Moment großer Tiefe zwischen uns. Ich empfand es so, als könnte ich ihm direkt ins Herz sehen.

Alles, was man sonst von einem Menschen wahrnimmt – wie er aussieht, was er sagt, was er tut, wie er sich gibt – alles das war wie weggeschoben. Ich hatte das Gefühl, sein innerstes, eigentliches Wesen zu sehen. Wie bei der Geburt hatte ich auch jetzt das Gefühl, dass die Grenzen von dem, was Leben ist, sich erweitert hatten.

Karsten war tief betroffen und unfähig, sich um irgendetwas zu kümmern. Die arabische Welt, in der nur der Mann zählt, stand Kopf.

Der Arzt fragte, ob wir den Körper des Kindes haben wollten. Ich geriet in Panik. Ich hatte noch nie mit dem Tod zu tun gehabt, noch nie einen toten Menschen gesehen. Und jetzt sollte ich mein totes Kind auf den Arm nehmen! Und wohin? Und was tun? Ich war gelähmt vor Schreck bei diesem Gedanken. Ich konnte es mir einfach nicht vorstellen. Ich fragte, was man in diesem Land normalerweise beim Tod eines Christen tun würde. Der Arzt wollte sich erkundigen.

Er kam wieder und fragte noch einmal, ob wir den Körper unseres Kindes wirklich nicht haben wollten.

Nein, wir wollten es nicht!

Das war für die arabische Welt, die ein so anderes Verständnis von Leben und Tod hat, sicher ganz unvorstellbar. Der Arzt sagte dann, sie würden das Kind in eine Kirche bringen lassen, damit es auf einen christlichen Friedhof käme. Für mich war das gut so.

Wir sind dann einfach weggegangen. Später habe ich das bitter bereut. Wenn in diesem Moment jemand da gewesen wäre, der uns zur Seite gestanden hätte, hätten wir uns sicher anders von unserem Kind verabschieden können. Aber die Panik hatte uns gelähmt, darüber nachzudenken, wie man ein totes Kind und wie man sich selber von einem toten Kind verabschiedet. In meinem Gehirn war bloß schwarze Leere.

Was war das für ein Gefühl? Ich war doch eben noch eine Mutter gewesen! Ich hatte mich so darauf gefreut, Mutter zu sein. Nun war ich keine Mutter mehr. Oder eine Mutter ohne Kind? Gibt es das? Ich wusste nicht recht, wer ich war. Auf jeden Fall war ich nicht mehr diejenige, die ich früher gewesen war.

Wir gingen zu dem Haus, in dem Karsten die ganzen Tage über gewohnt hatte. Es war heiß. Wir schliefen nachts auf dem Rasen unter freiem Himmel. Wir sahen den Mond und die Sterne über uns, und es tröstete uns in den vielen Stunden, die wir wach lagen, dass der Himmel uns Geborgenheit gab. In der ersten Nacht hatte ich einen Traum:

> *Ich sah das Gesicht unseres Sohnes und war überglücklich, dass er lebte. Doch plötzlich merkte ich, dass nur der Kopf lebendig war und dass sein Körper wie bei einer Kasperlpuppe schlaff, ohne Leben herunterhing. Ohne dass Worte fielen, war die Botschaft meines Kindes: Du musst nicht traurig sein. Es geht mir gut. Es ist doch nur der Körper, den ich zurückgelassen habe. Eine leere Hülle! Was ist denn Trauriges an einer leeren Hülle?*

Dieser Traum war mir eine große Hilfe. Es ging dem Kind gut! Um es brauchte ich mir keine Sorgen zu machen. Es kam darauf an, dass ich für mich sorgte und dass ich mit dem Geschehenen leben konnte.

Wir blieben noch zwei Wochen im Sudan. Die Lebensverhältnisse der arabischen Menschen machen den Umgang mit dem Tod einfacher. Hier lernte ich, dass das Sterben zum

Leben gehört und dass das Sterben von Kindern eine alltägliche Angelegenheit ist: Die Starken überleben, die Schwächeren sterben. Das ist der Lauf der Dinge, der Lauf des Lebens.

Natürlich war ich sehr traurig, aber ich erlebte nicht diese furchtbare Dramatik, die der Tod bei uns hat. Alle Menschen, die uns kannten oder die auch nur von unserem Kind gehört hatten, kamen und sagten ein paar freundliche oder tröstende Worte. Nie erlebte ich, dass jemand das Thema umging. Karsten und mich hatte diese gemeinsame Erfahrung einander sehr nah gebracht. Wir konnten uns gegenseitig viel Trost und Halt geben. Wir hatten in dieser kurzen Zeit im Sudan so ein starkes ›Zu-Hause-Gefühl‹ entwickelt, dass wir hin und her überlegten, ob wir dableiben wollten oder nach Deutschland zurückfliegen sollten. Aber es würde in den nächsten Monaten sehr heiß werden und es sollte so heftige Sandstürme geben, dass es für Europäer kaum zu ertragen sein würde. Und um uns herum war nur Wüste. Das gab schließlich den Ausschlag dafür, zurückzufliegen.

Auf dem Flughafen in Khartum sah ich eine Europäerin mit einem sehr kleinen Baby. Ich schielte immer zu dem Kind hin und dachte, dass auch es etwa drei Wochen alt sein könne. Ich fühlte, wie eine Mischung aus Sehnsucht und Neid in mein Herz einzog. Ich hätte so gerne gewusst, ob auch sie ihr Kind im Sudan zur Welt gebracht hatte. Wo kam sie wohl her und warum war sie mit dem Baby in diesem fremden Land? Sie war eine westliche Frau, aber sie hatte ihre Hände mit braunen Mustern geschminkt, so wie es die sudanesischen Frauen tun.

Ich gab meinem Herzen einen Ruck und sprach sie an: »Sprechen Sie Englisch?« »Ja«, antwortete sie, »ich bin Engländerin.« Ich traute mich: »Darf ich Sie fragen, ob Sie Ihr Kind hier im Sudan zur Welt gebracht haben?« »Ja«, sagte sie, »im Sudan Hospital. Es war viel zu klein bei der Geburt und musste fünf Wochen im Krankenhaus bleiben, bis ich es mit nach Hause nehmen konnte. Jetzt fliege ich mit ihm zurück nach England.«

Ich spürte, wie mir das Herz wehtat. Warum konnte sie mit ihrem Kind zusammen nach Hause fahren? Ich erzählte ihr, dass ich in der gleichen Klinik gewesen sei und dort vor drei Wochen auch ein Kind geboren hätte. Dass mein Kind aber nur 1600 Gramm gewogen und nicht überlebt hätte. »Meine Tochter hat bei der Geburt auch nur 1600 Gramm gewogen und sie musste auf die Säuglingsstation. Ich habe mich nicht um sie gekümmert. Mein Mann lag zur gleichen Zeit ebenfalls in dieser Klinik. Er hatte Krebs. Ich war immer nur bei meinem Mann. Ehrlich gesagt war mir meine Tochter ziemlich gleichgültig. Ich dachte, entweder schafft sie es alleine oder eben nicht. Ich habe so um das Leben meines Mannes gekämpft. Drei Wochen nach ihrer Geburt starb er. Er hat sein Kind nur einmal gesehen. Jetzt ist mein Mann tot und ich bin mit dem Kind auf dem Rückflug nach England.«

Wie kam es nur, dass ich gerade diese Frau auf dem Flughafen getroffen hatte? In dieser Begegnung lag etwas ungeheuer Tröstliches für mich. Ich hätte nicht mit ihr tauschen mögen. Wie war ich dankbar, dass ich meinen Mann noch hatte! Es relativierte meinen Schmerz: Er war nicht der einzige und nicht der größte.

Diese Begegnung nahm mir auch etwas von meinen Schuldgefühlen: Habe ich genug getan? Hätte ich nicht doch fragen sollen, ob mein Kind in den einzigen Brutkasten der Klinik hätte kommen können? Hätte ich am vorletzten Tag auf den Arztbesuch bestehen sollen oder in eine Privatklinik gehen sollen? All das war mir durch den Kopf gegangen. Diese Mutter hatte sich um gar nichts gekümmert und ihr

Kind hatte unter den gleichen Bedingungen trotzdem überlebt. Ich hatte das Bedürfnis, den Sinn dieser Schicksalswege zu verstehen. Aber das Geheimnis schien mir zu groß.

Wir kamen zurück nach Deutschland. Das Einleben fiel mir unsagbar schwer. Ich hatte auch früher nicht das Gefühl gehabt, in dem Land, in dem ich aufwuchs, am richtigen Ort zu sein, aber jetzt schien es mir fast unmöglich, hier wieder zurechtzukommen. So lange war ich gar nicht fort gewesen. Aber es war so viel geschehen! Ich fühlte mich so verändert, dass ich den Eindruck hatte, es lägen Jahrzehnte dazwischen.

Ich hatte etwas Angst vor der Konfrontation mit der Familie und den Freunden: Würde mir jemand Vorwürfe machen? Doch niemand gab mir eine Schuld. Alle waren wahrscheinlich froh, dass jedenfalls ich wieder heil nach Hause gekommen war. Der Tod meines Kindes wurde kaum angesprochen, worüber ich sehr froh war. Erst viel später habe ich bemerkt, dass das für mich sehr ungute Folgen hatte. Ich lebte in einem etwas merkwürdigen Zustand. Niemand außer Karsten und mir hatte unser Kind gekannt. Es wurde nicht darüber gesprochen, es war fast vergessen. Um uns wirbelte der deutsche geschäftige Alltag. Ich traf viele freundliche Menschen, aber ich war überall wie ein Zuschauer. Was mich innerlich bewegte, hatte keinen Bezug zu dem, was um mich herum geschah, und umgekehrt. Ich hatte Sehnsucht nach der Wärme, Einfachheit, Direktheit und Herzlichkeit, die ich in Afrika erlebt hatte. Es war mir hier zu kalt und zu fremd. Wo ich auch war, ich fror.

Auf der einen Seite wollten wir gerne wieder fort; Karsten auch. Auf der anderen Seite wünschte ich mir nichts so sehr, wie noch mal ein Kind zu bekommen. Und dafür wollte ich in Deutschland bleiben, Wohnung und Arbeit suchen und so ›vernünftig‹ leben wie alle anderen normalen Menschen. Das sagte mir mein Kopf, aber das Herz war woanders. Ich fühlte mich zerrissen.

Es wurde in meinem Inneren ein Kampf gekämpft, in dem es um Schuld ging. Es gab zwei verschiedene Ebenen. Auf der einen konnte ich zu meinen Entscheidungen und zu allem, was geschehen war, stehen. Irgendwie hatte ich etwas Fatalistisches an mir und ich hatte das Gefühl, dass alles so sein sollte und so zu meinem Leben gehörte. Auf einer tieferen Ebene plagten mich jedoch Schuldgefühle. Ich hatte leichtsinnig gehandelt und ich hatte das Gefühl, eine große Verantwortung auf mich genommen zu haben: Hatte ich mich schuldig gemacht an meinem Kind? Diese Gedanken waren so schrecklich, dass ich mir innerlich gut zuredete. Nach außen zeigte ich nur etwas von der ersten Ebene und die Menschen um mich herum waren beeindruckt von meiner Verfassung. Ich war es gewohnt, tapfer zu sein, Stärke zu zeigen. Ich weiß gar nicht, ob ich mich schon einmal wirklich schwach gefühlt hatte. Schwach fühlte ich mich auch jetzt nicht. Das war ein Gefühl, das ich lieber gar nicht erst kennen lernen wollte.

Zwischen Karsten und mir entwickelte sich eine tiefe Beziehung. Unsere gemeinsame Erfahrung hatte uns einander sehr nahe gebracht. Wir konnten uns gegenseitig viel geben und das verhalf uns zu etwas Geborgenheit in der Heimatlosigkeit. Bei ihm spürte ich eine noch größere Sehnsucht, dieses Land wieder zu verlassen. Auch er fand sich schwer zurecht. Er sagte, dass er mit mir in Deutschland bleiben würde, aber dass er kein bürgerlicher Familienvater sei und dass er sich so ein Leben höchstens für zwei Jahre vorstellen könne. Dann müsse er wieder losziehen, auch wenn wir wieder ein Kind haben sollten. Obwohl ich ihn dann nicht begleiten würde, konnte ich das akzeptieren. Ich wusste, dass er ein Zigeuner war und dass niemand ihn aufhalten konnte. Und ich liebte ihn, so wie er war.

Zwei Monate nach dem Tod meines Kindes hatte ich ein Erlebnis, das mir viele Gedanken und Fragen aufgab. Wir waren bei Freunden und saßen beim Abendbrot. Maren und Rebecca wollten anschließend ein Konzert besuchen. Ich fragte, was gespielt würde.

»*Elias*«, antwortete Maren, »von Mendelssohn Bartholdy. Elias! Wer ist das eigentlich?«, fragte sie weiter. »Elias ist jemand aus der griechischen Mythologie«, meinte Rebecca. »Nein«, sagte ich, »das ist die Ilias. Elias war ein Prophet.«

»Ein Prophet?« Maren hatte Zweifel. »Ich kenne das Alte Testament eigentlich ganz gut. An Elias kann ich mich nicht erinnern. Rebecca, hast du eine Bibel im Haus?« Sie holte die Heilige Schrift und Maren suchte im Inhaltsverzeichnis. »Einen Elias gibt es hier nicht. Ich glaube, du irrst dich«, meinte sie zu mir gewandt.

»Nein«, sagte ich, »ich weiß es genau. Ich habe es gerade erst nachgelesen.« In diesem Moment fiel mir nämlich ein, was ich vor einigen Monaten an dem Morgen nach meinem Namenstraum in der Bibel gelesen hatte. Ich erzählte es:

»Elias war ein Prophet und es gibt eine Geschichte über ihn in der Bibel, in der er zu einer Witwe kommt, deren Sohn gerade gestorben ist. Die Mutter jammert und weint und ist untröstlich. Elias nimmt das tote Kind und betet: ›Herr, Du hast dieses Leben genommen, Du kannst es auch wieder geben.‹ Er erweckt es damit wieder zum Leben und gibt es der Mutter zurück.«

Indem ich die Geschichte erzählte, fiel es mir wie Schuppen von den Augen: Ich hatte mit diesem Traum meine eigene Geschichte geträumt! Ich war fast erschrocken über diese

Offenbarung. Es war nicht nur der Name Elias gewesen. Es schien mir, als habe etwas Prophetisches in meinem Traum gelegen.

Hatte irgendetwas in meinem Innersten schon gewusst, dass mein Kind sterben würde? Und wenn es so war, welche Rolle spielte es dann, ob ich in Deutschland oder in Afrika weilte? Wie entscheidend war für die Frage nach Leben oder Tod der Standard der Medizin? Oder gab es Schicksalsentscheidungen, die jenseits menschlicher Einflussmöglichkeiten getroffen wurden? Diese Fragen beschäftigten mich. Würde mein Kind noch leben, wenn ich nicht nach Afrika gegangen wäre? Hätte ich das Schicksal überlisten können, wenn ich mich einfach geweigert hätte, das Flugzeug zu verlassen oder wenn ich nach der Geburt gleich mit dem Baby nach Deutschland geflogen wäre? Niemand konnte mir eine Antwort geben.

Ich hatte nach dem Traum die Botschaft nicht verstanden, und darüber war ich jetzt froh. Wie belastend hätte ich alles erlebt, wenn ich eine bewusste Ahnung davon gehabt hätte. Ich war froh, dass mein Bewusstsein sich geschützt hatte. Nun fand ich es gut, dass ich nicht gerätselt hatte, was dieser ›Eliastraum‹ für mein Leben bedeuten sollte. Ich fühlte mich damals für solch dramatische Zukunftsahnungen nicht reif und nicht stark genug.

Dieses Gespräch über Elias gab mir jetzt Trost, weil das verstorbene Kind in der Geschichte wieder zum Leben erweckt wurde.

Trotzdem blieb es schwer, mit dem unbeschreiblichen Gefühl der Sehnsucht weiterzuleben. Es gelang mir nicht wirklich, an meiner Umgebung teilzuhaben. Ich machte zwar äußerlich alles mit, benahm mich normal und unauffällig, aber ich blieb wie ein Zuschauer in meinem eigenen Lebensfilm. Eine Seite von mir handelte, redete, lachte sogar, aber die andere Seite wusste immer von der Sehnsucht und dem Schmerz. Die Sehnsucht galt zuerst dem Kind, aber auch Karsten. Ich konnte kaum ohne ihn sein. Seine Gegenwart bildete so etwas wie eine Schutzhülle für mich. Wenn wir mal getrennt waren, was durch unsere Arbeitsuche und Bewerbungsgespräche manchmal vorkam, konnte ich es kaum ertragen. Ich fühlte mich dann allem schutzlos ausgeliefert.

Wir hatten uns darauf geeinigt, dass wir in dem Ort eine Wohnung suchen und uns niederlassen würden, wo der Erste von uns einen Arbeitsplatz, der ihm wirklich zusagt, finden würde.

Die Arbeits- und Wohnungssuche fiel mir nicht leicht, sie hatte für mich zu viel Kompromisshaftes. Fast fühlte ich etwas wie Verlogenheit oder Verrat, wenn ich mich bei einer Arbeitsstelle vorstellte. Ich fragte mich dann, ob ich mich mit dem neuen Beruf intensiv genug verbinden würde, denn der Eindruck von dem Erlebnis mit unserem Kind war noch so stark, dass mir alles andere nebensächlich vorkam.

Ich redete mit kaum jemand über mein Kind. Alle, und vor allem auch ich selber, versuchten so zu tun, als sei nichts geschehen. Ich weinte selten und sowieso nie vor anderen Menschen. Ich wollte stark sein und ich hatte mir diesen Schicksalsschlag selber eingebrockt, da gab es nichts zu klagen!

Einmal war ich zu einer Geburtstagsfeier eingeladen. Ich tanzte mit einem fremden Mann. Er fragte mich das Übliche, wer ich sei usw. Als er hörte, dass ich in Afrika gewesen war, sagte er plötzlich: »Bist du das Mädchen, das im Sudan ihr Kind zur Welt gebracht hat? Dafür habe ich kein Verständnis!« Er drehte sich um, ging weg und ließ mich auf der Tanzfläche stehen. Einfach so!

Ich verschloss mich noch mehr. Wenn irgendwo das Gespräch auf die Reise kam, schwitzte ich vor Angst und versuchte das Thema zu wechseln. Ich lebte mit dem Gefühl, etwas zu verbergen, und ich merkte, dass man nicht wirklich am Leben teilnehmen kann, solange man etwas zu verbergen hat. Manchmal lief ich über einen Friedhof und ich sehnte mich danach, wenigstens ein Grab für mein Kind zu haben. Mir wurde klar, wie wichtig es ist, einen Ort für die Trauer zu haben, den man liebevoll mit Blumen schmücken kann. Früher hatte ich dafür nicht viel Verständnis. Wenn ich früher die Blumenpracht auf Friedhöfen sah, stellte ich mir vor, wie sich die Menschen wohl gefreut hätten, wenn sie die Blumen zu Lebzeiten bekommen hätten. Meine Sichtweise hatte sich geändert: Jetzt hätte es mir Freude gemacht und mir gut getan, Blumen an ein Grab bringen zu dürfen.

Nachdem wir etwa drei Monate wieder in Deutschland waren, machte ich eine ganz neue Erfahrung. Ich fuhr für eine Woche in ein buddhistisches Haus zu einem Meditationsseminar. Ich hatte sofort das Gefühl, nach Hause zu kommen. ›Haus der Stille‹ hieß dieser Ort. Wie gut taten die Atmosphäre und der Geist dieses Hauses meiner Seele! Es lag am Rande eines kleinen Dorfes. Abseits von Lärm und Hektik! Drum herum gab es einen großen, schönen Garten mit einem kleinen Bach, einigen Brücken und Bänken. Man fühlte sich an einen Märchengarten erinnert. Alles war sehr einfach und bescheiden, aber mit sehr viel Liebe gemacht und gepflegt. Für mich war es der richtige Platz. Ich spürte: Hier kann ich bleiben. Hier fühle ich mich zu Hause!

Die Meditationen und Andachten fanden in der Klause statt. Es war eine kleine längliche Holzbaracke, nicht größer als ein Eisenbahnwaggon. Am Ende war ein kleiner Altar aus Felsstein aufgebaut, liebevoll mit Kerzen und Blumen geschmückt. In diesem Raum verbrachten wir jeden Tag einige Stunden, meistens schweigend. Hier empfand ich so etwas wie eine heilende Atmosphäre. Ich hätte immer dort bleiben können. Ohne Ende! Es wurde mir nie zu lang, nie langweilig. Ich sog diese Stimmung von erfüllter Stille, von Andächtigkeit, von Ehrfurcht in mich auf. Es war Nahrung für meine Seele und meinen Geist. Ich hatte immer danach gesucht, aber meine Suche war so unbewusst gewesen, dass ich es nicht hätte benennen können. In einer Kirche hatte ich diese Stimmung nie erlebt.

Zu dem Leiter des Seminars hatte ich Vertrauen. Ich bat ihn am letzten Tag um ein Gespräch, bei dem ich ihn dann fragte, ob er mir etwas über den Tod sagen könnte. Er antwortete: »Eine ganz allgemeine Frage, die von Ihnen wahrscheinlich aber ganz konkret gemeint ist.« Da er Recht hatte, erzählte ich ihm von meinem Kind. Er sagte: »Es gibt keine Theorie, die uns trösten kann. Die Dinge sind, wie sie sind. Man kann den Schmerz nicht umgehen.«

Ich hatte ihm erzählt, dass ich mir eine neue Stelle in der Sozialarbeit suchen würde, worauf er mich fragte, ob ich mich schon in der Lage fühlte, eine so schwere Arbeit anzunehmen. Das hatte mich noch niemand gefragt. Nicht einmal ich mich selbst. Ich war es gewöhnt, stark zu sein, Erwartungen zu erfüllen, zu funktionieren, so dass mir so eine Frage nicht in den Sinn kam. Ich hatte selber überhaupt kein Gefühl dafür, dass der Verlust meines Kindes mich körperlich und seelisch eventuell geschwächt haben könnte.

Das Seminar mit seinem Haus, dem Garten, der Atmosphäre, den freundlichen Menschen und der Lehre, die über die sichtbare Welt hinausführte, half mir sehr. Das erste Mal fühlte ich, dass es etwas gibt, das größer ist als mein Schmerz, und das war ein beglückendes Gefühl.

Ich fuhr in den folgenden Jahren noch oft an diesen Ort; und der Buddhismus wurde eine geistige Heimat für mich.

Ich konnte die engen Grenzen meines Erfahrungsbereiches immer etwas mehr erweitern, und langsam wurde mir erfahrbar, was ich schon früher geahnt hatte: dass nämlich unser sichtbares Leben hier auf der Erde nur ein kleiner Ausschnitt der Wirklichkeit ist!

Während des Seminars hatte ich wieder einen Traum:

> *Ich sah ein Bild, auf dem zwei kleine Kinder waren. Das größere Kind hatte den Arm um das kleinere gelegt. Ich dachte, das größere Kind ist meine jüngste Schwester und das kleine ist Elias. Ich sagte: »Oh, wie niedlich!« Aber das war eine Lüge. Auf dem Bild fand ich Elias nämlich gar nicht niedlich. Er sah merkwürdig aus.*

Als ich wieder wach war und über den Traum nachdachte, merkte ich, dass ich mich geirrt hatte. Das größere Kind war Elias und das kleinere Kind war ein Embryo. Deshalb sah es auch noch nicht niedlich aus. Kündigte mir dieser Traum mein nächstes Kind an?

Nach dem Seminar lösten sich viele Dinge und es wurde leichter. In der Nähe einer Stadt bekam Karsten eine Stelle, die ihm gefiel. Wir fanden dort schnell eine schöne Wohnung und ich war froh, dass wir wieder eine feste Bleibe hatten. Auch ich fand an unserem neuen Wohnort eine Arbeitsstelle, und die Arbeit im Frauenhaus gefiel mir ausgesprochen gut. Wir hatten gar nicht zu hoffen gewagt, dass wir beide so viel Glück mit unserer Arbeitsuche haben würden.

So richteten wir uns in unserer Wohnung und in unseren neuen Arbeitsbereichen ein. Ich hatte das Gefühl, als wäre ein Makel von mir abgefallen oder zumindest nicht mehr sichtbar. Es ging uns inzwischen recht gut. Vieles, was anderen vielleicht selbstverständlich war, wurde für uns wertvoll. Karsten und ich verstanden uns gut. Jeden gemeinsamen Tag erlebten wir als Geschenk. Ich dachte oft an die Engländerin auf dem Flughafen in Khartum. Nichts war mehr selbstverständlich. Mein Leben bekam mehr Tiefe und ich spürte große Dankbarkeit für das, was uns beschieden war.

Einmal wurden wir zur Hochzeit von gemeinsamen Freunden eingeladen. Sie hatten sich ein wunderschönes Bauernhaus gekauft, erwarteten ein Kind und feierten ihre Hochzeit mit vielen Freunden. Es tat mir weh, Freunde zu besuchen, die ein Kind erwarteten. Aber ich wollte mich nicht drücken. Ich dachte, meine Freundin müsse überglücklich sein. Aber sie machte auf mich nicht den Eindruck einer glücklichen Frau, schien eher gelangweilt. Da die beiden nur ›der Steuer wegen‹ heirateten, glaubte ich, dass sie nicht wirklich zu ihrer Heirat stand. Ich war enttäuscht! Nach meiner Vorstellung hätte sie glücklich sein müssen, weil sie alles hatte, was ich mir wünschte.

Meine neue Arbeit forderte mich sehr. Ich lernte viele neue Menschen kennen, aber ich fühlte mich immer etwas fremd. Dann wurde ich wieder schwanger. Das linderte den Schmerz um meinen Verlust, aber ich merkte auch, dass jedes Kind eine eigene Persönlichkeit ist und dass ein Kind nicht durch ein anderes ersetzt werden kann. Ich traute mich nicht, meinem Glück viel Aufmerksamkeit zu schenken, denn ich hatte Angst, mich zu früh zu freuen, wollte mich so vor Enttäuschungen schützen. Die viele Arbeit füllte meinen Alltag völlig aus. Dadurch kam ich häufig an die Grenze meiner Kräfte.

Die Beschäftigung mit der buddhistischen Lehre war von großer Bedeutung für mich. Ich besuchte Seminare und lernte eine Meditationslehrerin kennen, die dann eine große Rolle für mich spielte. Ich bemühte mich, über den Tellerrand meiner kleinen persönlichen Welt hinauszublicken und eine weitere Sichtweise der Lebensgesetze und des Schicksals zu bekommen.

Obwohl oder weil diese Schwangerschaft so wichtig für mich war, ignorierte ich sie weitgehend. Wieder beschäftigte es mich, wie das Kind heißen solle. Der Name für eine Tochter stand immer noch fest. Aber ich hatte wieder keine passende Idee für den Fall, dass unser Kind ein Junge war. Eines Tages fragte ich Karsten, als er gerade zur Arbeit gehen wollte, im Flur: »Ich habe keine Ahnung, wie unser Kind heißen soll, wenn es ein Junge wird. Können wir uns heute Abend, wenn du nach Hause kommst, nicht einmal gemeinsam Gedanken darüber machen?«

»Wieso?«, antwortete er. »Es wird doch ein Mädchen!«

»Ja«, sagte ich, »das Gefühl habe ich auch. Aber warum bist du dir so sicher?«

»Das weiß ich nicht. Aber für mich ist es irgendwie klar, dass es ein Mädchen wird.« Wir waren beide verblüfft darüber, wie sicher wir uns waren, und sprachen nie wieder über einen Jungennamen.

Unser Gefühl hatte uns nicht getäuscht. Unser Kind wurde geboren, und es war ein Mädchen: Marike! Auch sie war ein kleines Kind, aber sie wirkte doch vom ersten Moment an viel stärker und robuster als ihr Bruder. Sie hatte schwarze Haare und war zwar auch zart, aber Elias hatte in seiner Zartheit beinah ein bisschen durchsichtig gewirkt. Das tat Marike nicht. Sie wirkte auf mich wie für das Leben auf der Erde gemacht. Marike war ein kleines, niedliches und gesundes Baby. Sie veränderte unser Leben sehr; wie Kinder es eben tun, wenn sie plötzlich da sind. Lange war sie ersehnt und erwartet worden. Trotzdem hatte ihre Ankunft etwas Plötzliches. Als ich nur drei Stunden nach ihrer Geburt wieder nach Hause kam, hatte ich ein ›Kissenpaket‹ im Arm, das so wertvoll war, dass ich kaum wagte, die Treppenstufen zur Haustür hinaufzugehen.

Marike wuchs und gedieh und ich hatte viel Freude an ihr. Nach ihrer Geburt traten endlich die Gedanken an Elias in den Hintergrund. Gott sei Dank war der Zustand, eine Mutter ohne Kind zu sein, vorbei.

Ich liebte meine Tochter sehr. Was ich auch tat, ich trug sie fast immer bei mir, sang oder summte ihr immer etwas vor. Das kannte ich gar nicht von mir, aber Marike lockte die Melodien einfach aus mir hervor. Karsten hatte seine Arbeit und ich war die ersten Monate mit unserer Tochter zu Hause. Jetzt hatte ich das Gefühl, wir hätten endlich einen ›Normalzustand‹ hergestellt, und ich glaube sogar, dass ich hoffte, dass sich damit auch der Mantel der Vergessenheit über das Vergangene legen würde.

Sechs Monate nach Marikes Geburt fing ich wieder an zu arbeiten, und es begann eine anstrengende Zeit. Manchmal blieb Marike vormittags, wenn ich zur Arbeit ging, zu Hause bei Karsten, aber häufig nahm ich sie mit. Die Berufstätigkeit und meine Aufgaben zu Hause zehrten an meinen Kräften und ich wurde immer dünner. Aber wesentlicher als die äußeren Anstrengungen waren für mich die inneren Auseinandersetzungen. Karsten hatte damals gesagt: zwei Jahre würde er mit mir in Deutschland bleiben und dann würde er weg wollen. Als wir darüber sprachen, hatte ich mich damit einverstanden erklärt. Aber jetzt hing diese Entscheidung wie ein Damoklesschwert über mir.

Damals, bei dem Gespräch mit Karsten über unsere Zukunft, hatte ich gesehen, was ihn bewegte, hatte seine

Neigungen und seine Bedürfnisse verstanden. Dabei hatte ich mich stark gefühlt. Heute, wo das Zusammenleben mit ihm Alltag geworden, ich seine Nähe gewohnt und Marike zu uns gekommen war, sah es ganz anders aus. Die Entscheidung von gestern war wie ein Urteil für morgen, das ich selbst über mich gefällt hatte. Der Abschied kam näher und bestimmte mein Leben immer mehr. Die Vorstellung, plötzlich mit Marike allein zu sein, erfüllte mich mit so viel Schmerz, dass ich gar nicht daran denken mochte. Aber ich musste einfach immer daran denken! Trotzdem versuchte ich nicht, Karsten umzustimmen. Ich wusste, dass das keinen Zweck hatte. Er war absolut konsequent, wenn er sich etwas in den Kopf gesetzt hatte. ›Rücksichtslos konsequent‹ hatten einmal gute Freunde von ihm gesagt.

Dass er auch Verantwortung hatte, spielte für ihn keine Rolle. Karsten kümmerte sich zwar in den alltäglichen Dingen um Marike. Er wickelte und badete sie, fütterte sie und spielte mit ihr. Aber ich glaube, er hatte nicht wirklich realisiert, dass er ein Kind hatte, dass er ein Vater geworden war. Erst viel später konnte ich beobachten, dass das keine Seltenheit ist, sondern dass viele Eltern erst nach Jahren wirklich begreifen, dass sie Eltern geworden sind.

Wie lange würde er wegbleiben? Ein Jahr? Zwei Jahre? Etwas mehr? Etwas weniger? Er wusste es selber nicht genau und wollte sich auch nicht festlegen. Freiheit, die er damals gleichsetzte mit frei sein von Verpflichtungen, gehörte zu seinen höchsten Werten. Was Karsten an Bereitschaft zur Verbindlichkeit zu wenig hatte, hatte ich wahrscheinlich zu viel. Für mich war das Bedürfnis, die Familie zusammenzuhalten, der höchste Wert. Dafür wollte ich alles tun. Aber das Opfer war so groß: Ich musste mit meiner Tochter allein bleiben und auf die Rückkehr ihres Vaters warten, ohne zu wissen, wann das sein würde!

Der Gedanke, mich von ihm zu trennen, kam mir nie. Er war mir vollkommen fremd. Ich fühlte mich mit diesem Mann so verbunden, dass diese Verbindung als eine unverrückbare Tatsache für mich feststand.

Als die Zeit des Abschieds näher kam, war es so, als hinge über allem, was ich auch tat, eine düstere Wolke. Karsten kündigte und traf Vorbereitungen für die Reise. Er kaufte einen alten Zirkuswagen, um darin seine Sachen unterzustellen. Auch ich kündigte meine Arbeit, denn ich wollte in dem Ort, in dem wir jetzt noch lebten, nicht allein bleiben. Ich zog mit Marike zu einer Freundin auf einen Bauernhof in Norddeutschland, um wieder in der Nähe meiner Familie und meiner alten Freunde zu sein. Karsten kam mit seinem Zirkuswagen, in dem unsere Möbel waren, hinterher und stellte den Wagen neben unsere Scheune. Hier wollte er ihn umbauen und winterfest machen. Über Winter sollten seine Sachen dort untergestellt bleiben, und dann wollte er sich auf den Weg nach Indien machen.

Karsten baute an dem Wagen, ich richtete meine Wohnung ein, Marike entdeckte den Garten und die neue Umgebung. Der Sommer war herrlich und es ging uns gut miteinander. Es sah gar nicht nach Abschied aus, sondern vielmehr nach Neuanfang. Karsten bekam immer mehr Spaß daran, seinen alten Wagen in ein zwar kleines, dafür aber fahrbares Wohnhaus umzubauen. Ich fing an, Yoga zu unterrichten und Kurse in der Erwachsenenbildung zu geben. Wir waren beide häufiger zu Hause als früher und nicht mehr so angestrengt. Die Situation hatte sich nach dem Umzug weitgehend entspannt.

Eines Morgens kam durch einen Traum ein Thema wieder in mein Bewusstsein, dass inzwischen in den Hintergrund getreten war. Ich träumte:

Ich hatte etwas verbrochen und alle waren hinter mir her, auch die Polizei. Ich rannte in ein Haus und versteckte mich dort auf der Toilette. Aber ich hörte gleich, dass die anderen auch in die Wohnung gekommen waren. Ich hatte einen Zettel bei mir, der mich verraten konnte. Ich verschluckte ihn. Aber es half alles nichts. Die Tür wurde aufgebrochen, man fasste mich und ich wurde abgeführt. Dann kam ein neues Bild. Ich saß mit vielen dickbäuchigen, sich wichtig fühlenden Männern an einem Tisch. Diese Männer sollten über mich urteilen. Sie holten ihre Aktenkoffer hervor, legten sie auf die Tische und holten Papiere heraus. Doch plötzlich löste sich alles in Luft auf: Ich hatte gar nichts getan!

Ich wachte auf und wusste nicht, womit dieser Traum zusammenhing. Aber ich spürte, dass der Traum eine Bedeutung hatte. Ich grübelte und grübelte, aber ich konnte sie nicht herausfinden. Irgendwann im Laufe des Tages fiel mir ein, dass heute der dritte Todestag von Elias war und dass es um meine Schuld ging. Ich war freigesprochen! Ich sollte verurteilt werden, aber es gab nichts mehr zu verurteilen. Meine Schuld war mir vergeben und ich fühlte mich erlöst. Es war für mich erlebbar geworden, was der Satz bedeutet: ›und vergib uns unsere Schuld‹. Dadurch verlor die Erfahrung mit meinem ersten Kind noch mehr von ihrer Schwere.

Es war inzwischen längst Winter geworden und ich lebte immer noch mit Marike und Karsten zusammen auf dem Bauernhof. Ich bemerkte, dass Karsten es mit seinen Plänen nicht mehr eilig hatte, so dass ich sie fast vergessen konnte. Aber dieser Schein von Friedlichkeit trügte. Immer wenn es gerade gemütlich wurde, kam das Thema auf die bevorstehende Reise. Das hieß für mich immer wieder Abschied und verlassen werden. Es war nicht zum Aushalten. Ich spürte, dass Karsten unsicher in dem wurde, was er wollte, sagte das aber nie. Stattdessen fragte er: »Wollen wir das eine und das andere nicht noch zusammen machen? Und danach fahre ich weg.« Ich war froh über jeden Aufschub. Vielleicht hatte ich auch insgeheim die Hoffnung, dass er es sich noch einmal ganz überlegen würde. Ich weiß es heute nicht mehr. Damals reagierte ich mit Migräne. Immer öfter bekam ich Kopfschmerzen. Das war ein eindeutiges Zeichen: Ich konnte diesen Druck einfach nicht mehr aushalten, versuchte aber trotzdem, mit ihm zu leben.

In dieser Zeit kam durch eine andere Arbeit etwas Neues in mein Leben. Ich bekam eines Tages, für mich völlig unerwartet, einen Anruf, ob ich Lust hätte, in einer Initiative zur Hilfe für psychisch kranke Menschen mitzuarbeiten. Zuerst wollte ich eigentlich nicht. Ich war zufrieden mit meinen Kursen, genoss es, weitgehend zu Hause zu sein und viel Zeit für Marike zu haben. An diesem Zustand wollte ich nichts ändern. Das erklärte ich dem Mann am Telefon, den ich nicht kannte, doch er sagte immer wieder: »Das kann ich gut verstehen, dass du dich vor allem um deine Tochter kümmern möchtest, solange sie noch klein ist. Aber es ist sehr schade.« Und zum Schluss des Gespräches meinte er: »Wenn du Lust hast, dann komm doch einfach einmal nur so bei uns vorbei.« Das Gespräch nahm eine merkwürdige Wende und ich hörte mich sagen: »Ach was, ich komme doch zum Vorstellungsgespräch!« Wir verabredeten einen Termin und ich legte auf. Was war geschehen? Ich wollte doch nicht mehr, als an meinen Kursen arbeiten. Ich hatte mich fest dazu entschlossen. Wieso hatte ich denn jetzt trotzdem gesagt, dass ich kommen und mich vorstellen würde? Es war etwas Merkwürdiges an diesem Gespräch. Ich fühlte mich ungeheuer berührt durch die Stimme am Telefon: Ich wollte diesen Mann treffen.

Einige Tage später traf ich Gerrit und seine zwei Kolleginnen. Sie erzählten von ihrer Initiative, von ihren Zielen, von dem, was sie bisher getan hatten, und dem, was sie vorhatten. Gerrit saß in einem Sessel und strickte. Er war ziemlich still, die Frauen bestritten das Gespräch. Er wirkte in dem Sessel etwas verloren, zusammengekauert, fast so, als würde er sich ein wenig verstecken. Erst als er am Schluss des Gespräches aufstand, sah ich, wie groß dieser Mann war.

Ich erzählte von mir – was ich bisher gemacht habe und was man eben so erzählt, wenn man sich beschnuppert und herausbekommen will, ob man zusammen arbeiten kann. Später überlegten wir, in welcher Weise man mich einbeziehen könnte, ohne dass es mir zu viel würde. Wir planten, dass ich eineinhalb Tage in der Woche arbeiten könnte. Zur Dienstbesprechung würden alle zu mir kommen, wenn Marike Mittagsschlaf hält. So nette Menschen und so viel Entgegenkommen, das war einfach großartig für mich! Ich sagte zu. Der wesentliche Grund für diese Entscheidung war Gerrit. Ich wollte wissen, wer dieser Mensch war.

Einige Wochen später hatte auch Marike ihre erste Begegnung mit Gerrit. Wir trafen uns zur Dienstbesprechung und waren gerade fertig, da wachte Marike aus ihrem Mittagsschlaf auf, und ich holte sie zu uns. Sie saß noch verschlafen auf meinem Schoß und ich wollte sie mit meinen neuen Kollegen bekannt machen. Gerrit lehnte am Türrahmen und ich zeigte auf ihn und fragte Marike: »Und weißt du, wer das ist?« Prompt antwortete sie: »Papa!« Alle lachten über diese verblüffende Antwort: »Witzig, diese Kinder!« Aber mir lief es heiß und kalt den Rücken runter. Marike hatte nie zu ihrem Vater »Papa« gesagt. Wir hatten es nicht bewusst beeinflusst, aber es war irgendwie von Anfang an so gekommen, dass Marike zu mir »Mama« und zu ihrem Vater »Karsten« sagte. Sie war bei dieser Begegnung gerade zwei Jahre alt. Karsten erzählte ich von der ersten Begegnung zwischen Marike und Gerrit nichts. Ich spürte, dass es zu ernst war!

Die Situation mit Karsten zog sich weiter hin und irgendwann wusste ich, dass ich mit ihm so nicht weiterleben konnte. Ich konnte nicht länger nur abwarten, sondern musste selber etwas tun. Aber das war schwierig für mich. Abwarten, das war immer etwas, was ich gut konnte. Doch von einem anderen Menschen etwas fordern, auch wenn es nur eine Entscheidung ist, das konnte ich nicht. Das hatte ich nicht gelernt und ich fühlte mich dazu auch nicht berechtigt. Es kostete mich inneres Ringen, Tränen und Zweifel, aber irgendwann kam ich an den Punkt, an dem ich Karsten sagen konnte, dass dieser Zustand des ewig bevorstehenden Abschieds für mich nicht mehr zu ertragen sei und dass er sich bis zum ersten April auf die Reise machen solle oder ich nie wieder etwas davon hören wolle. Das nahm er ernst und entschied sich zu gehen. Ich bat ihn sehr, mir zuzusagen, dass er in einem Jahr wieder kommen würde. Aber er antwortete mir: »Ob ich wieder komme und wann ich wieder komme, das weiß ich nicht. Ich kann jetzt noch nicht wissen, was in einem Jahr ist.«

Da begriff ich endlich, dass er keinerlei Verbindlichkeit eingehen und Verantwortung übernehmen konnte oder wollte. Ich musste ihn ziehen lassen und seine eigenen Wege suchen lassen. Ich wollte immer die Familie zusammenhalten, aber ich musste der Realität ins Auge sehen, dass es keine Familie gab, die ich zusammenhalten konnte. Ein Wunschtraum, eine Illusion, zerplatzte wie eine Seifenblase!

Als ich Karsten zum Bahnhof gebracht hatte und zurück in die Wohnung kam, stand dort ein großer Blumenstrauß. Dazu eine Karte mit einer Möwe vor einem blauen Himmel mit ein paar lieben Worten an Marike und mich. Das passte zu ihm: auf der einen Seite die Möwe vor den unbegrenzten Möglichkeiten des Himmels, die Freiheit, die Weite, auf der anderen Seite seine Beziehung zu uns. Ich hatte seinen Zwiespalt wohl bemerkt. Aber er hatte sich etwas vorgenommen und das führte er dann auch durch. So war er!

Obwohl ich Monate, eigentlich sogar Jahre lang Angst vor diesem Moment gehabt hatte, hatte ich doch nicht gewusst, was er für mich und für Marike bedeuten würde. Marike schlief von diesem Tag an nicht mehr. Wenn ich sie ins Bett legte, konnte ich nicht mehr aus ihrem Zimmer gehen. Wenn sie wach wurde und ich nicht bei ihr war, bekam sie panische Angst. Ich zog mit in ihr Zimmer, weil ich spürte, dass sie die Sicherheit brauchte. Ich hatte mit Marike über diesen Abschied nie gesprochen. Mit ihren zwei Jahren hielt ich sie für zu jung. Ich hatte nur gesagt, dass Karsten verreisen würde. Er war öfter mal für einige Zeit weg. Das war nichts Besonderes. Dass sie den Abschied von ihrem Vater auf einer anderen Ebene wahrnehmen würde, hatte ich nicht geglaubt. Ich war so naiv gewesen, nicht daran zu denken, dass ein zweijähriges Kind in seiner Seele spürt, wenn der Vater geht, auch wenn nicht darüber gesprochen wird.

Als Karsten fortgegangen war, fühlte sich mein ganzer Körper betäubt an. Als diese Betäubung langsam zurückging, hatte ich das Gefühl, neben mir zu stehen. Ich versorgte Marike, ich machte uns etwas zu essen, ich ging sogar zur Arbeit, aber ich hatte mit all dem nicht wirklich etwas zu tun. Mechanisch stand ich auf, mechanisch machte ich das Frühstück, mechanisch tat ich all die Dinge, von denen ich meinte, dass man sie von mir erwartete; aber ich war wie ein Roboter. Ich hatte das Gefühl, mit meiner Seele nicht in meinem Körper zu sein. Es war so, als wäre mein Ich außerhalb von meinem Körper und als schaute es zu, was diese Frau tat, von der ich eigentlich gemeint hatte, dass ich das war. Es war eine Form von Teilung oder Trennung, die sehr unangenehm war und fast etwas Unheimliches hatte. Zwar hatte ich damit gerechnet, dass ich sehr traurig sein würde, aber dies war ein Zustand, der mehr als Traurigkeit war, von dem ich vorher gar nicht gewusst hatte, dass es ihn geben konnte. Ich fühlte mich einfach schrecklich und wusste nicht, wie ich wieder ein Gespür für mich selber bekommen konnte. Ich wusste nicht einmal, ob ich es wollte.

Das Leben zog wie hinter einer Nebelwand an mir vorbei. Ich konnte mich nicht wirklich damit verbinden, es war wie in einem Film. Ich trauerte meinen Wünschen und Vorstellungen von einer Familie nach. Es gab genügend allein erziehende Mütter. Natürlich war das auch eine Lebensform, aber diese wollte ich für mein Leben nie. Für mich gehörte ein Mann und ein Vater, der für seine Kinder da war, unbedingt zum Bild vom trauten Glück. Ich hatte ein hohes Ideal von Familie; war bereit, viel dafür zu geben und zu tragen. Trotzdem war es mir nicht gelungen, mein Ideal zu verwirklichen, trotzdem war ich gescheitert. In mir kroch das Gefühl herauf, versagt zu haben. Ich hatte nicht nur meinen Partner verloren, sondern auch mein Ziel, meine Orientierung, meine Vorstellung vom Leben, von Familie! Ich wusste nicht richtig, wo ich jetzt anfangen oder weitermachen sollte.

Als ich dann auch noch große Schwierigkeiten mit meinen Vermietern bekam, die im gleichen Haus wohnten, fühlte ich mich auch in meinem Zuhause nicht mehr wohl. Sie ließen mich spüren, dass es ihnen nicht mehr recht war, dass ich dort wohnte. Ich fand es gemein. Ich war so verletzt, dass ich diesen Zustand überhaupt nicht ertragen konnte und mich nach einer neuen Wohnung umschaute.

Zwar konnte ich mir sagen: »Karsten ist weg, meine Vorstellungen von einer Familie sind den Bach runter und ich muss eine neue Wohnung suchen und und und!« Denn das waren klare Fakten. Und ich musste überlegen, welche Schritte jetzt folgen mussten. Aber ich erlebte alles, als wäre ein Stück von mir selber weggerissen, und dadurch war es viel schwieriger, fast unmöglich, zu überlegen und erst recht zu handeln.

Einige Wochen nach dem Abschied von Karsten besuchte ich ein Tai Chi Seminar. Das Seminar war schlecht. Ich hatte es selber organisiert und es war mir peinlich. Aber trotzdem bewirkte diese bewusste Arbeit mit dem Körper und die dazu notwendige Konzentration, dass ich wieder eine Einheit mit meinem Körper wurde. Der Zustand, neben mir zu stehen, hörte auf. Ich kam zu mir, die Nebelwand verschwand und es war ein Anfang gemacht, von dem aus es aufwärts gehen konnte. Ich bekam eine Ahnung davon, dass es möglich werden könnte, mich aus dieser Gefangenschaft zu befreien, und merkte, dass nicht nur der Schmerz zurückging, sondern dass sich die Befreiung auch langsam einstellte. Der Druck im Kopf wurde geringer. Was hatte ich mir mit meinem Wunsch und meiner Vorstellung von Familie für ein Gefängnis gebaut! Ich war gefangen gewesen in meinen Bemühungen, etwas herzustellen, was nicht da oder nicht möglich war. Und nun wollte ich mich befreien. Warum hatte ich das bloß nicht schon längst getan? So hatte ich eine Zeit, in der auf der einen Seite noch große Traurigkeit herrschte, aber auf der anderen das Gefühl von Befreiung und Erleichterung immer stärker wurde.

Ich hatte Karsten in den ersten Wochen, nachdem er sich auf die Reise gemacht hatte, einen Brief nach irgendwo geschrieben, in dem ich ihm berichtete, wie es mir ging. Fünf Wochen nach seiner Abreise kam ein Antwortbrief. Ich hatte sehnsüchtig auf eine Nachricht von ihm gewartet. Endlich war ein blauer Luftpostbrief im Briefkasten. Ich öffnete ihn und spürte, wie mein Herz klopfte: Jetzt, wo er weg sei, sei ihm klar geworden, was er wolle. Und das Wichtigste sei, dass er mit uns zusammensein wolle. Er würde uns vermissen und uns ginge es doch auch schlecht ohne ihn. Ich solle einfach mit Marike nachkommen. Er hatte sich schon erkundigt, von wo nach wo wir fliegen könnten. Er würde sich sehr freuen, die Reise mit uns gemeinsam fortzusetzen, usw.

Ich ließ den Brief sinken. Mein Herzklopfen wurde noch stärker und ich spürte, wie ein Gefühl des Entsetzens in mir aufstieg. Ich war ihm doch schon einmal hinterhergereist und er wusste doch, welche Konsequenzen das gehabt hatte! Glaubte er wirklich, dass ich das noch einmal tun würde? Das kam für mich überhaupt nicht in Frage. Ich war furchtbar erregt und wütend, dass er mir das vorschlug. Ich wollte mich nicht noch einmal schuldig machen. Als ich am Abend etwas ruhiger wurde, merkte ich aber, dass hinter dem vordergründigen Entsetzen noch etwas anderes deutlich wurde. Er hatte geschrieben, dass er jetzt wisse, was er wolle: mit uns zusammenleben! Ich hatte zehn Jahre teilweise unter großen Schmerzen darauf gewartet, dass er sich für mich oder für uns entscheiden würde. Er konnte es nicht! Und jetzt kam so ein Brief. Aber es war zu spät. Ich wusste: Eine Tür war zugefallen. Ich konnte sie nicht wieder öffnen. Ich hatte zu lange gewartet. Wenn so eine Aussage bis zu dem Tag seiner Abreise von ihm gekommen wäre, ich wäre der glücklichste Mensch auf der Welt gewesen. Ich hatte es mir so gewünscht. Ich hatte ihn noch genauso gern wie vorher, das war keine Frage, aber ich merkte, dass eine Tür verschlossen worden war, ohne dass ich es bewusst gewollt hatte.

Meine erste Reaktion von Entsetzen und Unverständnis über diesen Vorschlag, ihm nachzureisen, verschwand schnell wieder. Zurück blieb das Gefühl, dass einfach eine Tragik über unserer Beziehung lag.

II

Ich spürte, wie ich wieder aufblühte nach den schweren und traurigen Jahren

Ich versuchte mich an das Leben allein mit meiner Tochter zu gewöhnen. Es war ungewohnt und fremd, niemanden mehr zu haben, mit dem ich die Erlebnisse und Freude mit meinem Kind teilen konnte. Ob es Fragen gab, Entscheidungen oder neue Entdeckungen, die Marike machte, ich war damit allein, konnte sie nicht teilen. Es war alles schmerzlich, aber es ging. Zumindest gingen der Schock und das Gefühl des Neben-mir-Stehens der ersten Wochen vorüber und ich fand einen Weg, mit der neuen Situation zu leben.

Ich leitete einige Yogakurse und hatte meine neue Arbeitsstelle in einer Begegnungsstätte für psychisch kranke Menschen. Marike brachte ich für die eineinhalb Tage jede Woche zu ihren Großeltern. Meine Eltern hatten ihr erstes Enkelkind gerne bei sich und Marike war auch gerne dort, so dass diese neue Lebenssituation für uns annehmbar war. Was nicht mehr annehmbar war, war das Zusammenleben mit meinen Vermietern auf dem Hof. Ich war immer sehr harmoniebedürftig gewesen und konnte es grundsätzlich nicht gut vertragen, wenn mich jemand deutlich ablehnte. Aber zu diesem Zeitpunkt war ich so geschwächt, dass ich es wirklich nicht ertragen konnte. Die Spannungen, die Blicke und Bemerkungen meiner Vermieter gingen mir unmittelbar unter die Haut, ich konnte mich nicht schützen.

Wir wohnten in einem wunderschönen alten reetgedeckten Bauernhof nah am Wasser. Zu dem Hof gehörte ein großes Gelände mit einem kleinen Ententeich vor dem Haus. Hinter dem Haus begann gleich der Wald und die Rehe kamen manchmal fast bis an das Küchenfenster. Durch den Wald kam man direkt zum See. Es war äußerlich eine Idylle, schöner konnte man nicht wohnen. Aber was nützte mir all diese Schönheit, wenn es menschlich nicht stimmte! Ich fühlte mich dort unglücklich. Darum musste ich mir eine neue Wohnung suchen.

Durch die schöne Lage des Hauses war ich verwöhnt und anspruchsvoll geworden und wollte nicht in die Stadt ziehen. Die Wohnung sollte am Stadtrand oder auf dem Lande sein und auf jeden Fall einen Garten haben. Ich schaute mir viele Wohnungen an, auch in den Dörfern. Immer hatten sie einen Garten, sonst fuhr ich gar nicht erst zur Besichtigung hin. Aber jedes Mal, wenn ich in der Wohnung stand und sie auf mich wirken ließ, konnte ich mir nicht vorstellen, dort mit Marike zu leben. Es war paradox. Einerseits wollte ich unbedingt dieser spannungsgeladenen Atmosphäre auf dem Bauernhof entfliehen, und trotzdem konnte ich keine Entscheidung für eine andere Wohnung treffen. So musste ich dieses Gefühl, kein Zuhause zu haben, noch länger aushalten. Aber ich war immer auf der Flucht.

Meine neue Arbeitsstelle gefiel mir ausgezeichnet. Ich hatte mit freundlichen Menschen zu tun und es herrschte ein gutes Arbeitsklima. Es war eine Aufbauarbeit, bei der man mit seinen Gedanken und Ideen etwas Neues entstehen lassen konnte, was ich sehr liebte. Es forderte Einsatz und die Bereitschaft, jeden Menschen mit all seinen Besonderheiten und Defiziten anzunehmen. Da es eine Initiative war, gab es niemanden, der uns Vorschriften machte, und wir konnten unsere Möglichkeiten entfalten. Bei dieser Arbeit fühlte ich mich an der richtigen Stelle. Sie war eine Bereicherung für mich.

Durch die Arbeit lernte ich Gerrit allmählich etwas näher kennen. Er war relativ verschlossen und ich fand es nicht einfach herauszubekommen, was für ein Mensch er war. Ich sah ihn öfters in der Begegnungsstätte und bei unseren Teambesprechungen. Er war immer ausgesprochen freundlich und hilfsbereit, und es war angenehm, mit ihm zusammenzukommen. Ich freute mich, ihn zu treffen, und er wurde, einfach durch die Tatsache, wie er war, in seiner ganz zurückhaltenden Art, eine Stütze für mich. Doch bald wurde mir bewusst, dass da mehr als Sympathie war.

Es knüpfte etwas an den ersten Kontakt bei dem allerersten Telefongespräch an. Dabei hatte ich doch gleich das Gefühl gehabt, dass da etwas Besonderes war. Und wie war das gewesen, als Marike bei der ersten Begegnung mit ihm auf die Frage, wer das sei, mit »Papa« geantwortet hatte? Alle hatten gelacht, aber ich hatte heimlich gedacht: »Ja, das stimmt! Sie hat Recht.«

Diese Gefühle waren, durch die Spannungen der letzten Wochen mit Karsten und durch den Schmerz nach seiner Abreise, völlig überlagert gewesen. Erst jetzt, wo ich ruhiger wurde und wieder zu mir kam, konnte ich wirklich wahrnehmen, dass etwas sehr Schönes und Wertvolles in dieser Beziehung zu Gerrit lag und dass ich mich stark zu ihm hingezogen fühlte.

Ich beobachtete mich und ihn noch eine Zeit lang. Es war ein unglaubliches Leuchten in seinen Augen, wenn wir uns trafen. Auf der anderen Seite war er so zurückhaltend, dass ich nicht genau wusste, woran ich war. Ich versuchte einmal nach der Arbeit einen gemeinsamen Kneipenbesuch zu arrangieren. Das lehnte er ab; er kam nicht mit. Ich wusste nicht, wie ich das einordnen sollte, und fühlte mich etwas verunsichert. Irgendwann hatte ich genug von diesem vorsichtigen Abtastspiel und lud mich zu einem Besuch bei ihm ein. Und damit begann für mich eine ganz große Liebe. ›Begann‹ ist eigentlich nicht das richtige Wort. ›Begonnen‹ hatte sie schon vorher, aber sie konnte jetzt lebendig werden.

Es folgte eine sehr schöne Zeit für mich. Ich spürte selber, wie ich nach den schweren und traurigen Jahren wieder aufblühte. Ich war glücklich verliebt. Und ich war vollkommen überrascht über mich selber. Die ganzen Jahre über war ich so auf den Gedanken fixiert gewesen, mit Karsten zu leben, dass ich nicht auf die Idee gekommen war, dass es noch einen anderen Mann geben könnte, den ich lieben und mit dem ich eine Partnerschaft leben könnte. Mein Geist oder meine Phantasie war durch mein Bild von einer Familie völlig eingeschränkt gewesen.

Ich war viel mit Marike bei Gerrit. Das war mir sehr recht, weil ich immer noch die Wohnung bei den schwierigen Vermietern hatte. Gerrit und das alte, fast abbruchreife Haus mit dem versteckten Garten in einem Hinterhof, mitten in der Innenstadt, wurden so etwas wie ein Zufluchtsort für mich. Dort war eine ganz andere Welt und der Schmerz über die zerbrochene Familie brannte nicht so sehr. Dort gab es keine Menschen, die mir das Gefühl gaben, dass es mich lieber nicht geben sollte. Dieser Ort hatte so viel Beruhigendes und Heilendes an sich.

Ich lernte Gerrit als einen sehr vorsichtigen, sanften Menschen kennen, der zu allen Menschen immer freundlich, verständnisvoll und hilfsbereit war. Das empfand nicht nur ich als angenehm. Er war überall sehr beliebt. Er war sehr gefühlvoll, aber ich spürte doch auch, wie stark der Kopf regierte und wie der Kopf sagte, was gefühlt werden durfte und was nicht. So war auch seine Absage vor einigen

Wochen zu verstehen, als ich vorgeschlagen hatte, nach der Arbeit gemeinsam irgendwohin zu gehen. Er hatte damals keine Erklärung gegeben, sondern war einfach nach Hause gegangen. Jetzt erzählte er mir, dass er für sich gedacht hatte: »Die Frau hat einen Partner und ein Kind. Schlag dir das aus dem Kopf.«

Einmal trafen wir uns bei Gerrit zur Teambesprechung. Marike machte im Haus ihren Mittagsschlaf und wir saßen mit unseren Kollegen im Garten zusammen und planten die nächste Woche. Plötzlich ging Gerrit ins Haus und kam mit Marike auf dem Arm zurück in den Garten. Ich war im ersten Moment empört und dachte: Was macht dieser Mann mit meiner Tochter auf dem Arm? Er hatte sie erst ein paarmal gesehen und ich fand es zu vertraulich, sie einfach aus dem Mittagsschlaf zu holen, anstatt mich zu rufen. Aber in der Sekunde, wo dieser Gedanke durch meinen Kopf schoss, gegen den ich mich gar nicht wehren konnte, sah ich, welch ein harmonisches Bild die beiden abgaben. Es sah so aus, als hätte Gerrit in seinem Leben nie etwas anderes getan, als Marike auf dem Arm zu tragen. Ich sah, dass Marike dorthin gehörte. Obwohl die beiden sich noch kaum begegnet waren, wirkten sie so vertraut miteinander. Ich schluckte meine spontane Empörung also runter und sagte nichts. Gerrit hatte von draußen gehört, dass Marike geweint hatte, ich nicht!

Ich spürte in Gerrit ein absolut wahrhaftiges Bestreben, Gutes zu tun und das Beste, was er zur Verfügung hatte, der Welt zu geben. Er hatte einen starken Sinn für Gerechtigkeit. Was mir unglaublich gut an ihm gefiel, war sein Idealismus, die Tatsache, dass er Ziele und Werte hatte. Dadurch fühlte ich mich mit ihm verbunden und es war mir eine große Freude, dass wir zusammen unser Engagement in den Aufbau der Arbeit mit psychisch kranken Menschen legen konnten.

Manchmal kam mir eine Frage, die Gerrits Motive mir gegenüber betraf. Ich dachte, ein Mensch könne doch nicht immer nur gut und hilfsbereit sein. Er müsse doch auch irgendwann etwas von mir zurückhaben wollen. Ich sprach ihn darauf an. Aber er wusste selber nichts von einer Erwartung mir gegenüber.

Bald entdeckte ich, dass er am gleichen Tag Geburtstag hatte wie Karsten. Was sollte ich davon halten? Wieder ein Widder! Von Karsten kannte ich das ›Mit-dem-Kopf-durch-die-Wand-Wollen‹ nur zu gut. Gerrit machte in seiner sanften, ruhigen Art spontan nicht diesen Eindruck. Er warnte mich aber vor sich und sagte, er könne sehr trotzig sein. Ich hatte keine Angst davor. Keine Eigenschaft hätte mich ängstlich machen können. Ich fühlte mich stark und sehr sicher in meinem tiefen Gefühl zu ihm, wusste, dass ich mich in diesem Punkt auf mich selber verlassen konnte, aber ich empfand mich trotz allem Idealismus auch als Realist. Ohne Neigung zur Schwärmerei.

Es gab einen Punkt, den ich innerlich durchringen musste. Ich wusste, wenn ich die Beziehung zu Gerrit eingehen würde, gab es keinen Weg mehr zu Karsten zurück. Ich würde Gerrit das nie antun wollen. Ich sah ihn in seinem Willen zum Guten und auch in seiner Sensibilität und seiner Verletzlichkeit. Bei Karstens Rückkehr würde ich nie sagen können: »Vielen Dank! Die Zeit mit dir war schön, aber jetzt ist mein Mann zurück.« Das hätte Gerrit nicht verdient. Die Möglichkeit einer gemeinsamen Familie, mit Karsten, unserer Tochter und mir, würde es dann endgültig nicht mehr geben. Das war mir am Anfang dieser neuen Beziehung absolut klar!

Ich war immer noch auf der Suche nach einer nicht zu teuren Zwei-Zimmer-Wohnung am Stadtrand oder auf dem

Land. Wie viele hatte ich mir in den letzten Monaten bloß schon angeschaut? Viele, aber nie hatte ich ein gutes Gefühl gehabt. Schließlich ging ich zu einer Wohnungsbaugesellschaft und kam mit einem Angebot zurück: eine Fünf-Zimmer-Wohnung, im dritten Stock, mitten in der Stadt in einer lauten und viel befahrenen Straße. Einen Garten hatte sie natürlich auch nicht. Ich schaute mir die Wohnung an. Sie war mit über hundert Quadratmetern viel zu groß für Marike und mich. Hier könnte meine Schwester Barbara mit einziehen. Sie war achtzehn Jahre alt, studierte Kunst und hatte sich vor kurzem ein Zimmer in der Stadt gemietet. Wir hatten schon daran gedacht, gemeinsam eine Wohnung zu mieten. Aber das war nur in der Stadt möglich, soweit sie mit öffentlichen Verkehrsmitteln zu erreichen war. Die Wohnung hatte große, helle Räume. Es war ein Altbau mit Holzfußböden sowie Stuck an den Decken. Dadurch, dass die Wohnung im dritten Stock lag, fiel viel Licht in die Räume und sie machte einen freundlichen Eindruck. Ihre Lage entsprach absolut nicht meinen Vorstellungen. Aber als ich in dieser Wohnung war, hatte ich das erste Mal das Gefühl, dass ich hier leben könnte. Es war merkwürdig. Die Hausmeisterin sagte gleich, ich könne die Wohnung haben, sie hätte sich schon entschieden. Ich überlegte, wie viel Bedeutung für mich und vor allem für Marike der Garten hatte. Es gab einen kleinen Ersatz. Man konnte in drei Minuten den Garten von Gerrits Haus erreichen. Man musste nur um unsere Hausecke herum durch einen kleinen Gang gehen, dann konnte man über eine Treppe von hinten in seinen Garten kommen. Ich wusste, dass ich den Garten jederzeit würde benutzen können, und in mir wuchs die Bereitschaft, hier zu leben. Zusammen mit meiner Schwester sahen wir uns die Wohnung noch einmal an und entschieden uns schließlich für sie.

Abends war ich überglücklich, dass ich endlich eine neue Bleibe gefunden hatte und der Zustand der Heimatlosigkeit zu Ende ging. Gleichzeitig war ich traurig, weil ich nie gewollt hatte, dass mein Kind als Stadtkind aufwachsen würde. Die Entscheidung hatte zwei völlig entgegengesetzte Seiten. Auf jeden Fall war alles ganz anders gekommen, als ich es eigentlich vorgesehen und gewünscht hatte. Schon wieder hieß es Kartons packen, nachdem ich vor einem Jahr gerade umgezogen war.

Der Umzug in die Stadt brachte viel mehr Nähe zwischen Gerrit und mir. Es entwickelte sich nach kurzer Zeit so, dass wir eigentlich ständig zusammen waren. Wir hatten einen gemeinsamen Arbeitsplatz und lebten fast nur in unserer Wohnung und in seinem Garten. Viel später erkannte ich darin den eigentlichen Sinn dieser ungewöhnlichen Entwicklung der Wohnungssuche. Aber ich hatte durch das lange Suchen erst mürbe gemacht werden müssen, damit ich bereit war, eine Wohnung zu nehmen, die so ziemlich in allem meinen Vorstellungen widersprach.

Langsam wurde auch mein Gewissen etwas ruhiger, wenngleich ich trotz allem immer noch Gewissensbisse hatte, ob ich auch tun dürfe, was ich tat. Immer noch meldete sich eine Stimme in mir, die anfragte, ob ich nicht treu auf Karsten hätte warten sollen. Schließlich war er der Vater meines Kindes. Mein Verstand sagte mir jedoch immer wieder, dass er so viel Unverbindlichkeit gewollt und die Entwicklung eigentlich provoziert hatte. Als ich einmal sehr traurig gewesen war und gefragt hatte, wie ich es denn aushalten solle, wenn er so lange weg sei, hatte er geantwortet: »Such dir doch einen anderen!« Als ich daraufhin die Frage stellte, wie er sich das dann vorstellen würde, wenn er wieder zurückkäme, meinte er: »Was du dir immer schon jetzt für Probleme machst!« Nun war eine solche Situation eingetreten. Aber solange wir beieinander waren, war ich so treu, dass ich glaube, dass auch Karsten nicht ernsthaft mit dieser Möglichkeit gerechnet hatte.

Ich wurde einmal mit furchtbarem Herzklopfen davon wach, dass ich träumte, meine Untreue hätte mich Zuhältern in die Arme getrieben, und die verfolgten mich jetzt. So tief saß meine Idee von Treue in mir. Als mein Gewissen ruhiger wurde, wir umgezogen waren und der Zustand der Heimatlosigkeit vorüber war, konnte ich auch wieder besser schlafen, und es begann für mich eine sehr schöne Zeit. Ich fuhr auf ein Meditations- und Schweigeseminar, wo ich mit allem zur Ruhe kommen konnte, was mich in den letzten Monaten in Atem gehalten hatte. Ich fand wieder zu meinem Zentrum zurück und fühlte mich nach langer Zeit ruhig, zufrieden und glücklich mit meinem Leben. Diese Schweigeseminare liebte ich. Es tat mir gut, wenn mich niemand ansprach, ich genoss die Ruhe. Eine Woche Schweigeseminar war für mich wie vier Wochen Urlaub. Ich fühlte mich sehr erholt und empfand es wie einen inneren Großputz.

Mit Karsten hatte ich während seiner ganzen Reise einen regen Briefwechsel. Auch von meiner neuen Freundschaft schrieb ich ihm. Ich wollte keine unaufrichtigen Briefe schreiben und auch nicht, dass er irgendwann zurückkäme und keine Ahnung davon hätte, auf was er sich einstellen musste. In seinen Antwortbriefen reagierte er mit gemischten Gefühlen auf die Neuigkeit, aber ich bemerkte, dass er, jedenfalls anfangs, überhaupt nicht davon ausging, dass damit ein Ende unserer Beziehung bevorstehen könnte.

Gerrit, Marike und mir ging es gut. Wir lebten unseren Alltag und waren damit sehr glücklich. Manchmal lasen wir abends ein Buch zusammen oder wir hörten einfach Musik.

Es war eine solche Atmosphäre von Nähe und Harmonie, dass man die Seele darin baden konnte. Wir waren glücklich, dass wir uns gefunden hatten. Auch zwischen Marike und Gerrit entwickelte sich eine schöne Beziehung. Gerrit wandte sich sehr stark Marike zu, er nahm sich viel Zeit für sie und ich spürte, dass sie für ihn nicht nur meine Tochter war. Es war eine ganz eigene und besondere Beziehung, die ich mir mit einem Vater kaum inniger vorstellen konnte. Marikes kindliche Liebe flog Gerrit ohne Einschränkungen zu.

Durch meine Arbeitsstelle lernte ich noch einen Menschen kennen, dem ich große Sympathie entgegenbrachte. Es sollte eine neue Ärztin als Psychiaterin ans Gesundheitsamt kommen, eine Stelle, mit der wir durch unsere Arbeit viel zu tun hatten. Von Frau Anderson hörte man schon vorher, dass sie sehr nett und kooperativ sei, und alle freuten sich darauf, dass sie kommen würde. Eines Abends hatten wir eine große Versammlung mit allen Mitgliedern in unserer Begegnungsstätte. Eine fremde Frau, die etwas älter als ich war, saß mir schräg gegenüber. Sie beteiligte sich nicht am Gespräch. Irgendwann fragte ich sie: »Mich würde mal interessieren, wer du bist.« Sie antwortete fast entschuldigend, sie sei Marit Anderson und würde demnächst als Ärztin an das Gesundheitsamt kommen. Oh Gott, war mir das peinlich! Auf die Idee, dass es sich um sie handeln könnte, war ich absolut nicht gekommen. Normalerweise war gerade ich jemand, der etwas vorsichtiger mit dem ›Du‹ war. Ich fühlte mich furchtbar plump und wenig einfühlsam. Frau Anderson übernahm die Aufgabe, uns Mitarbeiter in der Arbeit zu begleiten, unsere Supervision zu übernehmen. Wir trafen uns dazu einmal im Monat mit ihr. Es brachte Freude, mit ihr zu arbeiten, und ich mochte sie sehr gerne. Über dieses monatliche Treffen hinaus hatten wir nichts miteinander zu tun. Eines Nachts träumte ich jedoch von ihr: Sie rief mich zu Hause an und sagte, sie hätte eine Halbtagsstelle für mich.

Ich war verwundert über diesen Traum. Ich fühlte mich wohl mit meiner Arbeit und wollte nicht ins Gesundheitsamt wechseln. Ich empfand, dass ich einen schlechten Tausch machen würde, und ich war auch kein Mensch, der in einer Behörde sitzen konnte. Der Traum beschäftige mich dennoch. Als wir einige Monate später einen Fortbildungslehrgang hatten und ich einen Spaziergang mit Frau Anderson machte, erzählte ich ihr von meinem Traum. Sie antwortete: »Das ist ja interessant. In eineinhalb Jahren wird eine Kollegin von mir pensioniert. Vielleicht möchten Sie sich dann bewerben.« Obwohl ich mir einen Wechsel ins Gesundheitsamt nicht vorstellen konnte, beschäftigten mich der Traum und das Gespräch noch längere Zeit.

Zu Irmgard, Karstens Mutter, hatte ich nicht mehr viel Kontakt. Sie pflegte die Verbindung zu ihrem Enkelkind, aber unsere Beziehung war schwierig geworden. Eines Sonntags rief ich bei ihr an. Ich hörte gleich an ihrer Stimme, dass sie ganz aufgeregt war. Sie sagte am Telefon: »Ich muss es dir ja sagen. Karsten ist heute Morgen zurückgekommen.« Warum ich sie nach so langer Zeit ausgerechnet an diesem Tag angerufen hatte, wusste ich nicht. Jedenfalls war ich nicht verwundert und fragte sie, ob ich ihn sprechen könnte. Als er am Hörer war, sagte ich: »Du bist wieder da? Das ist ja eine Überraschung!« Es sollte ganz normal und unkompliziert klingen. »Das habe ich doch immer gesagt, dass ich irgendwann einmal zurückkommen würde«, antwortete er. Eine Mauer kam mir entgegen. Er war vollkommen distanziert und bemüht, keine Regung zu zeigen. Ich dachte, dass es nicht sinnvoll sei, jetzt mit ihm am Telefon zu sprechen.

Ich beendete das Gespräch schnell und wir verblieben so, dass er, wenn er sich wieder etwas eingelebt hätte, sich irgendwann einmal bei mir melden würde.

Nach einigen Wochen rief er an und wir verabredeten uns zum Essen in einem griechischen Restaurant in der Stadt. Er hatte einen Strauß Rosen für mich mitgebracht und erzählte von seinen Erfahrungen auf der Reise. Vieles wusste ich schon aus den vielen Briefen, die er mir das ganze Jahr über geschrieben hatte. Aber jetzt, wo er erzählte, wurde alles viel lebendiger.

Wir waren zehn Jahre zusammen gewesen, hatten auch schwierige Zeiten miteinander erlebt, dennoch war immer so ein Blitzen und Funkeln zwischen uns gewesen. Das war auch jetzt wieder da. Ich mochte ihn gern und liebte ihn immer noch. So war es einfach. Karsten versuchte während des Gespräches einmal, meine Hand zu nehmen. Ich zog sie weg, als hätte ich einen elektrischen Schlag bekommen. Nein, ich war nicht dazu bereit, auch nur eine Frage aufkommen zu lassen, wie viel Nähe zwischen uns noch sein dürfe. Ich hatte im letzten Jahr meine Entscheidung getroffen, als ich Gerrit kennen gelernt hatte. Ich stellte diese Entscheidung keine Sekunde in Frage.

Wir trafen uns nach dieser ersten Begegnung einige Male, auch mit Marike zusammen. Sie hatte keine Erinnerung mehr an ihn, war einfach zu klein gewesen, als er abgereist war. In den folgenden Monaten und Jahren bekam ich von ihm so viele Rosen wie nie zuvor in meinem Leben. Karsten fragte mich nie, ob ich zu ihm zurückkommen würde, und wir sprachen auch nie darüber.

III

Man muss durch das Dunkel hindurch, wenn man zum Licht will

Gerrit war ein Mensch, der viel mit seinem Kopf bestimmte, und manchmal machte es mir etwas Sorgen, dass er nicht viel Kontakt mit seinem Innersten hatte. Das spürte ich zum Beispiel bei der Frage nach Kindern. Er erzählte mir von Anfang an, dass er keine Kinder haben wolle. Aber wenn ich sah, wie er mit Marike umging, wie zärtlich, zugewandt und einfühlsam, dann konnte ich es kaum glauben. Ich spürte, dass er in einigen Dingen in einem starken Zwiespalt lebte. In seinem Innersten schienen mir manche Gefühle und Wünsche zu leben, von denen der Kopf nichts wissen sollte, die er unterdrückte oder so unkenntlich machte, dass sein Kopf darüber keine Kenntnis bekam. Wenn wir über ihn oder über uns sprachen, nahm ich dabei öfters zwei Ebenen wahr. Ich hörte die Worte, die er sagte, und ich versuchte dem Unausgesprochenen zu lauschen und fragte mich, was er innerlich meinen würde. Ich lebte damit, dass ich erst einmal von dem ausgehen müsse, was er sagte. Aber ich merkte immer, dass es auch eine zweite Ebene gab, zu der er selber kaum oder gar keinen Kontakt hatte.

Auch in der Frage nach Kindern nahm ich ernst, was er sagte, auch wenn ich meinte, noch etwas anderes zu spüren. Ich selber hätte gern mehr Kinder gehabt. Früher hatte ich immer von mindestens fünf Kindern geträumt, da ich aus einer großen Familie kam und während meiner ganzen Kindheit Kinder mit aufgezogen hatte. Aber nun versagte ich mir alle Gedanken in dieser Richtung. Dass ich mit Karsten auf keinen Fall weitere Kinder bekommen dürfe, hatte ich gewusst. Das Thema von Freiheit und Bindung hatte immer zwischen uns gestanden und sein Bedürfnis nach Freiheit ließ einfach keine weiteren Kinder zu.

Eines Abends, als es schon dunkel war, ging ich Gerrit besuchen. Ich lief über die Treppe in seinen Garten. Plötzlich spürte ich etwas oder jemanden unsichtbar neben mir und es schoss mir der Gedanke durch den Kopf: Ich werde ein Kind bekommen! Sofort meldete sich mein Verstand, der mir sagte, dass ich das doch gar nicht wolle und dass das auch gar nicht sein könne und wie ich jetzt überhaupt auf so einen Gedanken käme. Aber ich war merkwürdig berührt durch dieses Ereignis und wusste, dass es etwas auf sich hatte. Ich überlegte, ob ich Gerrit davon erzählen solle, tat es aber nicht. Die Frage, ob ich nicht doch schwanger geworden sei, beschäftigte mich danach aber sehr häufig. Immer wieder schweiften meine Gedanken zu diesem Thema. Aber dann kam pünktlich meine Menstruation und ich fand mich etwas lächerlich. Innerlich redete ich mir zu, dass ich diese Art von Erlebnissen oder Empfindungen, wie ich sie an dem Abend auf der dunklen Treppe vor Gerrits Haus gehabt hatte, nicht so ernst nehmen dürfe und dass ich aufpassen solle, dass ich mit den Füßen auf dem Boden der Realität bliebe.

Etwa einen Monat später fuhr ich wieder zu einem Meditationsseminar. Ich versuchte mir jeden Herbst diese Möglichkeit zum Auftanken zu leisten. Meine Meditationslehrerin war aus Sri Lanka. Sie hatte dort ein buddhistisches Kloster für Frauen aus aller Welt gegründet. Ich hatte von dieser Frau viel gelernt und ihr viel zu verdanken. Zu gerne wollte ich einmal nach Sri Lanka fahren, um dort eine Zeit der Meditation und dem geistigen Leben zu widmen. Wenn ich meine Tochter nicht gehabt hätte, hätte ich es sicher getan. Aber so sah ich keine Möglichkeit, diesen Wunsch in die Tat umzusetzen, denn man musste mindestens drei Monate bleiben, wenn man sich dort anmeldete. Das war für mich nicht zu verwirklichen.

In diesem Jahr sprach sie jedoch von einer neuen Möglichkeit. Man könne eine Reise von nur drei Wochen nach Sri Lanka machen. Drei Wochen, das könnte ich mit Hilfe von Gerrit und meinen Eltern vielleicht einrichten! Nächstes Jahr wäre Marike vier Jahre alt. Kann man nicht ein vierjähriges Kind, wenn es gut versorgt ist, drei Wochen allein lassen? In meinem Kopf ging alles durcheinander. Seit Jahren hatte mich dieser Wunsch beschäftigt. Unerwartet sah ich jetzt die Möglichkeit, ihn mir zu erfüllen.

Als ich Dias von Sri Lanka und dem Kloster sah, fühlte ich mich so sehr dort hingezogen, dass sich gleich ein starkes Gefühl der Sehnsucht in mir ausbreitete. Die Landschaft, die Menschen und ihr Leben dort würde ich zu gerne kennen lernen. Doch dann, als die schönen Bilder, die mich so ansprachen, auf mich wirkten, fühlte ich mich plötzlich ganz unwohl. Mir wurde irgendwie elend; etwas in meinem Körper wehrte sich. Aber was war es? Da durchzuckte mich ein Gedanke: »Du bist schwanger, du wirst dort nie hinkommen!«

Ich ging nach draußen, um frische Luft zu schnappen. Aber es wurde nicht besser. Ich fühlte mich flau. Ich brauchte mich nicht untersuchen zu lassen, ich war mir ganz sicher, und ich nahm Abschied von der Idee, jemals nach Sri Lanka zu kommen.

Es war wahr geworden: Das Kind, das ich vor etwa zwei Monaten schon in irgendeiner Form neben mir gespürt hatte, war nun doch gekommen. Aber wie hatte dieses Kind in meinen Körper gefunden? Es war mir unbegreiflich.

Als ich zurückkam, erzählte ich Gerrit, dass ich ein Kind erwartete. Er antwortete: »Entsetzt bin ich nicht.« Die Doppelbotschaft dieser Antwort verstand ich wohl. Nach dem, was er mir zu diesem Thema erzählt hatte, hätte er eigentlich schockiert sein müssen. Er hatte immer gesagt, dass er kein Kind in die Welt setzen wolle, dass ihm die Verantwortung zu groß sei, dass die Kinder heute keine gute Zukunft mehr haben würden usw. Er hätte entsetzt sein müssen über diese Eröffnung. Aber er war es nicht. Ich merkte schnell, wie sehr er sich freute. Seine Meinung zu diesem Thema hatte ich ihm nie ganz abgenommen, aber nun war ich doch sehr erleichtert, seine Freude auf das Kind zu erleben. Aber was war mit mir? Früher war es doch insgeheim immer mein Wunsch gewesen, mehr Kinder zu haben.

Nun kam das Kind ohne vorherigen Entscheidungsprozess zu uns und mein Partner freute sich. Was wollte ich mehr? Ich müsste mich doch auch freuen. Aber das konnte ich nicht. Es legte sich etwas wie eine dunkle Wolke um mich, das zäh wie ein dicker Brei war und meine Glieder lähmte. Diese fremde Wolke hatte etwas mit Angst zu tun. Bei jedem Schritt und jeder Bewegung musste ich dagegen ankämpfen. Ich verstand mich selber nicht und fühlte mich in die Tiefe gezogen von einem Zweifel, ob ich diese Aufgabe bewältigen könnte, ob ich es schaffen würde. Ich hatte es durch die ambivalente Haltung meines Partners in den ersten beiden Schwangerschaften emotional nicht leicht gehabt. Aber ich ließ mich nicht so leicht einschüchtern und so eine Angst, es nicht zu schaffen, hatte ich früher nicht gehabt.

Ich hatte mich immer auf das Gefühl verlassen, dass mir für die Kindererziehung eine gute Begabung mitgegeben war, so dass ich keine Angst vor dieser Aufgabe zu haben brauchte. Trotzdem kam ich mit dem Verstand nicht gegen diese Dunkelheit an. Dieser Zustand war eine neue und fremde Erfahrung für mich. Ich hatte zwar sehr viel Traurigkeit in meinem Leben kennen gelernt, aber den Zustand, dass ein Gefühl von Trauer, Angst und Zweifel sich wie von außen um mich legte und meine Glieder lähmte, hatte ich bisher nicht gekannt und ich fragte mich, ob das das war, was man allgemein Depression nannte. So empfand ich es jetzt. Es hatte mich immer schon beschäftigt, was der Unterschied zwischen Traurigkeit und Depression ist.

Dieser Zustand hielt etwa zehn Tage an, dann hatte ich das Gefühl, aus dieser Dunkelheit wieder aufzutauchen. Irgendetwas musste ich im Verborgenen durchrungen haben, das mir nicht ins Bewusstsein gekommen war, denn danach ging es mir wirklich sehr gut.

Ich freute mich auf das Kind. Marike hatte eine große Liebe für Babys, für sie würde es auch eine große Freude werden, einen Bruder oder eine Schwester zu bekommen. Gerrit hatte sich von Anfang an gefreut, und so sahen wir unserer neuen Familiensituation in froher Erwartung entgegen. Wir überlegten, uns eine gemeinsame Wohnung zu suchen, machten uns Gedanken, wo sie liegen sollte und wie groß sie sein müsste. Mein Wunsch nach einer Wohnung mit Garten wurde wieder aktuell. Marike sollte im Sommer in den Kindergarten gehen. Wie weit durfte die Wohnung vom Kindergarten entfernt sein? Alle diese Dinge beschäftigten uns. Es lag erst gut ein Jahr zurück, dass ich umgezogen war. Sollte es nun schon wieder losgehen? Ich zog nicht gerne um, aber es war jedenfalls ein schöner Anlass. Da musste ich schon noch einmal in den sauren Apfel beißen und meine Kartons packen.

Wir machten uns auch schon Gedanken, wie unser Kind heißen solle. Für einen Jungen fiel uns gar nichts Richtiges ein. Für ein Mädchen eventuell ›Sophia‹. Es war Gerrits Idee. Sophia! Ich kannte niemanden, der so hieß. Doch ich fand den Namen auch schön. Da fiel Gerrit ein, dass er einmal eine alte Tante hatte, die Sophia hieß, die seine Mutter aber nicht gemocht hatte. Der Name war daher belastet in seiner Familie. Noch war es nur eine Spielerei mit Gedanken und Ideen. Wir hatten ja noch ganz viel Zeit.

Es ging mir in dieser Schwangerschaft unglaublich gut. Ich hatte meine Arbeit, ich machte meine Yoga-Kurse, ich hatte meinen Haushalt und meine Tochter zu versorgen, ich suchte eine Wohnung und zog später um; ich leistete wahrhaftig nicht wenig und strotzte vor Energie. Dieses Kind gab mir so viel Kraft. Es lag für mich etwas ganz Besonderes in dieser Schwangerschaft. Es war mir auch, während ich die beiden ersten Kinder erwartete, gut gegangen, aber dieses Mal fühlte ich mich verändert. Es war, als sei ich immer etwas aus einem normalen Alltagsbewusstsein herausgehoben. Mir wurde oft gesagt, dass ich strahlen würde, und ich spürte es auch selber, dass es so war. Ich fühlte, dass das Kind aus mir heraus leuchtete.

Doch es gab auch etwas, das wie ein Schatten auf dieser Schwangerschaft lag. Das, was ich als inneren Zwiespalt an Gerrit schon lange beobachtet hatte, wurde jetzt auch äußerlich sehr deutlich. Einerseits freute er sich auf das Kind. Er hatte grundsätzlich bei allem ein starkes Verantwortungsgefühl, und das nahm er auch jetzt sehr ernst. Auf der anderen Seite hatte er Angst vor dieser unausweichlichen Verantwortung und Verbindlichkeit.

Er kam in eine starke innere Spannung, über die er nicht Herr werden konnte. Das zeigte sich dann so, dass eine starke Aggressivität aus ihm herausbrach. Ich merkte, wie viel

Verletzung und Hass in seinen Tiefen versteckt saßen. Er schlug mit Worten um sich ohne Rücksicht auf Verluste und befreite sich so von seinen inneren Spannungen, die ihn zerrissen. Ich erlebte diese Aggressivitätsausbrüche, als würden dunkle Dämonen sich ausbreiten und das Zimmer belagern. Auf diese Weise lernte ich seine Schattenseite kennen. Es schlummerte in seiner Tiefe gut verborgen und unkenntlich gemacht ein ungeheures Potential an Aggressivität. Er verwendete viel Energie darauf, dieses unter Kontrolle zu halten. Doch die Kontrollmechanismen versagten ihren Dienst und ich lernte kennen, was außer der liebenswerten äußeren Seite noch alles zu ihm gehörte.

Diese Ausbrüche waren schwierig für mich. Ich hatte das Böse während meines Lebens noch nicht kennen gelernt. Aggressivität hatte mir bisher Angst gemacht. Wenn ich Menschen für aggressiv oder autoritär hielt, hatte ich immer einen großen Bogen um sie gemacht. Solchen Menschen hatte ich nicht standhalten und mich schon gar nicht widersetzen können. Während dieser Schwangerschaft fühlte ich mich so stabil und ich hatte Gerrit trotz allem so gern, dass ich nicht ausweichen wollte. Dadurch lernte ich meine Angst vor Aggressionen ein wenig überwinden.

Gesundheitlich ging es mir ausgezeichnet. Ich hatte sehr viel Kraft und Zuversicht. Der Arzt fragte mich mehrmals, ob ich irgendwelche Mittel einnehmen würde. Das Blutbild würde während der Schwangerschaft normalerweise schlechter werden, aber mein Blut würde immer besser. Er könnte sich das nicht erklären. Ich konnte es. Es musste mit diesem Kind zusammenhängen. Ich fühlte mich durch dieses Kind so gestärkt, dass ich manchmal dachte, es müsse ein ungewöhnlicher Mensch sein. Natürlich sprach ich mit niemanden darüber. Ich wollte nicht für eingebildet oder überkandidelt gehalten werden, traute mich ja kaum selber, so etwas zu denken. Manchmal schickte ich meine Gedanken zu dem Kind: »Wer bist du bloß, dass ich schon jetzt so viel Kraft durch dich bekommen kann?« Ich freute mich sehr darauf, dieses Kind kennen zu lernen.

Dann geschah etwas, das mein Lebensgefühl von einer Sekunde auf die andere vollkommen veränderte. Ich kam in eine große innere Not. Bei dem nächsten Untersuchungstermin beim Arzt wurde ich gebeten, mich hinzusetzen. »Was ist mit Ihnen los?«, fragte mich mein Arzt. »Es sah immer alles so blendend aus bei Ihnen. Ihre Werte sind alle durcheinander und haben sich drastisch verschlechtert. Ist etwas passiert? Das müssen wir wieder hinkriegen.« Ich fühlte mich ertappt. Ich wusste sofort, woran das lag. Während dieser Zeit geisterte ein Gespenst durch die Welt. Man konnte es nicht sehen und nicht hören und nicht anfassen, aber es hielt einen großen Teil der Welt in Schrecken. Auch mich erschreckte es. Alles, was vorher galt, war in Frage gestellt. Ich hatte Angst, was die Zukunft bringen würde, Angst um meine Kinder. Dieses Gespenst hatte einen Namen, den schnell die ganze Welt kannte: Es hieß Tschernobyl! – Ein Reaktorunglück in einem Atomkraftwerk in der Ukraine, in einem anderen Teil der Erde, veränderte mein Leben und das vieler anderer Menschen.

Als sich der Reaktorunfall ereignete, waren wir gerade am Umziehen und wir hörten die Nachrichten nicht sofort. Wir hatten eine Souterrainwohnung gefunden, es war schönes Wetter und so gingen wir alle ständig raus und rein. Was musste ich dann in den Nachrichten hören? Keine Milch trinken, dieses und jenes nicht essen, die Kinder nicht im Garten spielen und die Schuhe vor dem Haus stehen lassen, abends duschen und die Kleidung waschen, auf keinen Fall in den Regen gehen, Vorsicht sei vor allem für Kinder und

Schwangere geboten! Ich konnte mich nach all dem gar nicht richten, denn das meiste stand noch in Kartons, die Waschmaschine war noch nicht angeschlossen. Die Sonne schien und man kam von unserem Flur direkt in den Garten. Ich konnte Marike nicht in der Wohnung einsperren. Ich gab es auf, ich konnte mich an all diese Ge- und Verbote nicht halten!

Ich ging eines Tages in die Stadt und kam an einem Spielplatz vorbei, der normalerweise sehr belebt ist. Es war ein warmer, sonniger Tag, aber es war kein Mensch auf dem Spielplatz. Alle Kinder waren aus Angst in den Wohnungen festgehalten worden. Es lärmten keine Kinder, sondern es war still. Eine bedrohliche Stille! Ich dachte: »Es ist wie in einer Gespensterstadt.«

Langsam gewöhnten wir uns alle an diesen neuen, furchtbaren Zustand der Erde. Der radioaktive Regen war niedergegangen und das verseuchte Wasser nun in der Erde. Die Kinder kamen wieder aus den Wohnungen und das Leben ging wieder zum Alltag über. Aber meine Nächte blieben verändert. Ich hatte Angst!

Dieser Super-GAU überraschte mich nicht. Ich hatte schon immer gedacht, dass wir einmal die Konsequenzen unserer Unvernunft und unseres Raubbaus an der Erde würden tragen müssen. Und nun war es Ernst geworden. Das war etwas anderes als darüber zu sprechen. Es plagten mich Vorstellungen, dass es ein weiteres Atomkraftwerkunglück in unserer Nähe geben würde und dass ich meinen Kindern dann nichts Unverstrahltes mehr zu essen geben könnte. In meiner Phantasie hörte ich sie vor Hunger schreien und musste sie entweder mit der verseuchten Nahrung vergiften oder sie verhungern lassen. Ich merkte, wie sehr ich an meinem und dem Leben meiner Kinder hing, versuchte mich zu beruhigen, dass es so schlimm noch nicht sei und dass diese Sorgen mir und meinem Kind im Bauch schaden würden. Das gelang mir einigermaßen am Tage, aber nicht in der Nacht. Ich lag oft lange wach, weil ich nicht fertig werden konnte mit meinen Ängsten. Sie brachen mit solch einer Macht aus mir heraus, dass mein Verstand sie nicht regieren konnte.

Eines Nachts erlebte ich etwas, das meine Ängste besiegte. Es war wieder so eine Nacht, in der ich lange wach gelegen hatte. Ich war alleine und um mich war nur die Dunkelheit und die Angst, bis ich einschlief.

> *Ich hörte eine Stimme vom Himmel: »Du musst den Tod mit einbeziehen!« Damit durchbrach für mein Gefühl eine Grenze. Eine unsichtbare Mauer war eingebrochen. Dann sah ich einen Trichter aus Licht oder Energie, von dem ein Sog ausging. Ich wurde in diesen Trichter hineingesogen und hatte dabei ein Gefühl von absoluter Glückseligkeit. Ich fühlte mich wie im Paradies und dachte, so müsse es im Mutterleib sein.*

Als ich mitten in der Nacht aus diesem Traum erwachte, hielt dieses Gefühl von Glück und Frieden an. Es war ein Frieden, den ich noch nie gekannt und erlebt hatte. Ich lag noch lange wach. War es wirklich lange? Zeit schien es in diesem Moment nicht zu geben.

Mit dem Traum waren meine Ängste erlöst. Meine Sorgen waren wie weggeblasen. Beim nächsten Arztbesuch war ohne Medikamente und ohne Therapie alles wieder in Ordnung. Mein Körper reagierte sehr schnell und ehrlich und zeigte sich deutlich als Spiegel meines seelischen Zustandes.

Aber es war durch diesen Traum noch etwas anderes geschehen. Der Traum hatte für mich irgendwie das Tor zum

Todesreich aufgebrochen. Die Ängste und die Bedrängnis konnte ich nur haben, solange der Tod ein Schlusspunkt ist. Jetzt, wo das Tor geöffnet war, hatte ich eine größere Gelassenheit. Der Druck, dass etwas unbedingt so kommen müsse, wie ich es wünschte, war weg!

Das Zusammenleben in der neuen Wohnung tat uns allen dreien gut. Vieles war viel einfacher und klarer geworden. Marike konnte alleine in den Garten und schien glücklich über diese neue Freiheit. Auch Gerrit und ich waren erleichtert, dass dieses Hin und Her und Organisieren nun zu Ende war und dass unser Zusammenleben einen entsprechenden äußeren Rahmen hatte. Marike sollte nach den Sommerferien in den Kindergarten kommen. Deshalb ging ich mit ihr jetzt schon einmal in der Woche nachmittags zur Vorbereitungsgruppe. Die Kinder sollten die Räume und die Erzieherin kennen lernen. Wir Eltern warteten in einem anderen Raum und unterhielten uns. Wir versuchten uns als zukünftige Kindergarteneltern ein bisschen bekannt zu machen und immer wieder wurde ich gefragt, wie viele Kinder ich hätte, wann das Baby geboren werden solle, wie es mir mit der Schwangerschaft ginge usw. Es waren für uns die naheliegendsten Themen.

Ich hatte eine Freundin, Edda, mit der ich früher manchmal ›Phantasiereisen‹ gemacht hatte. Wir ließen einfach innere Bilder entstehen, die uns Aufschluss über uns selber gaben. Ich hatte die ganze Schwangerschaft über schon mal mit ihr so eine Reise zu meinem Kind machen wollen, aber nie die Zeit dazu gefunden. Jetzt war es schon kurz vor dem Geburtstermin und ich verabredete mich mit ihr. Wir hatten eine ganz einfache Methode. Da es ein sonniger Tag war, gingen wir nach draußen in die Natur. Ich legte mich auf eine Wiese und entspannte mich und meine Freundin begann mich zu fragen, wie ich mich fühlen würde, was ich sehen würde usw.

Ich sah anfangs keine Bilder und dachte schon, ich würde mich irgendwie wehren oder blockieren, eine ›Phantasiereise‹ würde heute nicht möglich sein. Aber nach langem Zögern sah ich einen Bienenkorb, der unten ein Eingangsloch hatte. Aus diesem kam eine schwarze, gebückte Gestalt mit knöchernen Fingern und Gesicht heraus. Das war der Tod. Der Tod lockte mich mit einer Bewegung des Zeigefingers in den Bienenkorb. Ich fühlte Angst und Widerstand, aber ich wusste, dass man durch das Dunkle hindurch muss, wenn man zum Licht will, und dass Weglaufen ›mitten Hineinlaufen‹ bedeutet. So folgte ich ihm in die schwarze Höhle. Sie war ganz dunkel, eng und beängstigend. Ich passte kaum hinein. Ich hatte Angst und fühlte mich unwohl. Langsam wurde die Höhle größer und ich sah das dunkle, runde Gewölbe über mir. Es kam etwas Licht in die Höhle, es wurde grau und ich fühlte mich langsam etwas besser. Der Tod stand an einer großen Kornmühle und mahlte Korn. Dann verließ ich die Höhle. Ich schwebte einfach hoch in die Luft, durch die Wand hindurch. Es gab keine Materie mehr. Ich schwebte immer höher und fühlte mich immer wohler. Ich sah aus der Ferne, wie die Vögel den zurückgebliebenen Korb wegtrugen. Ich dachte, wie klein und unbedeutend diese Höhle jetzt aus der Entfernung aussah, die mir vorher noch Angst gemacht hatte. Je weiter ich wegkam, desto unbedeutender wurde sie. Hier wäre ich gern geblieben. Aber schließlich bin ich langsam und behutsam zurück zur Erde geschwebt. Ich sah eine Landschaft in den Bergen. Ich fühlte mich zu einem Garten hingezogen. Ich ließ mich dort auf dem Rasen nieder. Der Platz war idyllisch. Ich fühlte mich hier zu Hause und geborgen. Es war der Platz, zu dem ich hinwollte. Auf diesem Rasen spielten Kinder, aber ich konnte nur eines sehen. Es war etwa eineinhalb Jahre alt, blond und für mein Gefühl ein Junge. Plötzlich kam ich selbst in das Bild, nahm das Kind auf den Arm und trug es weg.

Das war ein merkwürdiges Erlebnis. Ich hatte eine innere Reise zu meinem Kind machen wollen, aber ich hatte eine Reise zum Tod gemacht. Mein Bewusstsein schützte sich aber. Ich dachte, der Tod könne auch Verwandlung sein, und nahm die Aufgaben des täglichen Lebens wieder auf.

Durch den Umzug hatte ich viel zusätzlich gearbeitet und war sehr froh, als die Mutterschutzzeit endlich begann. Ich wollte gerne noch ein bisschen Ruhe haben, ein bisschen Zeit zum Lesen und Spazierengehen, ein bisschen Zeit, um mich auf das Kind vorzubereiten und mich darauf zu freuen. Ich musste nur noch die ganze Babywäsche sortieren und waschen. Dann würde ich noch etwas Zeit zum Genießen haben.

Als ich mit allem fertig war, war gerade Sommersonnenwende. Wir waren abends bei unseren neuen Nachbarn zu einem Sonnenwendfest im Garten, zusammen mit den Kindern, eingeladen. Darüber freute ich mich. Ich hatte mir gerade vorgenommen, die Feste und Höhepunkte des Jahres bewusster wahrnehmen zu lernen. So kam mir die Einladung sehr gelegen.

Ich ging mit Marike abends zu dem Fest. Gerrit war zu Freunden gegangen. Sie wollten sich ein Fußballspiel ansehen. Ich fühlte mich etwas beunruhigt, weil ich keine Bewegungen von dem Kind spürte. Ich hatte schon den ganzen Tag nichts mehr von dem Kind gespürt; oder hatte ich es doch? Das Gefühl mit dem Kind war so verändert. Es war zu still. Es fühlte sich an, als hätte ich einen schweren Stein im Bauch. Jetzt beobachtete ich meinen Körper mit ganzer Aufmerksamkeit. Es tat sich nichts. Ich fragte vorsichtig meine Nachbarin: »Sag mal, Alice, meinst du, dass das etwas zu bedeuten haben könnte? Ich spüre schon den ganzen Tag keine Bewegungen mehr von dem Kind.« Sie lachte: »Hast du mal einen Augenblick Ruhe vor deinem Fußballerkind? Dass das Kind sich mal nicht bewegt, kann schon sein. Das hat nicht immer gleich etwas zu sagen.« Für einen Moment war ich wieder etwas beruhigt. Aber dennoch war ich mit meiner Aufmerksamkeit immer bei dem Kind und ich versuchte genau zu spüren, ob ich Bewegungen wahrnehmen konnte. Aber ich spürte nichts.

Als ich mich verabschiedete, fragte Alice mich: »Na, wie sieht es aus? Ist dein Kind wieder aufgewacht?«

»Nein«, antwortete ich, »es bewegt sich nicht. Ich bin sehr beunruhigt.«

»Dann würde ich doch lieber ins Krankenhaus fahren und nachsehen lassen«, meinte sie.

Ja, vielleicht sollte ich das lieber tun.

Ich ging nach Hause und brachte Marike ins Bett. Gerrit war noch nicht da. Aber ich merkte, dass ich nicht mehr ruhig warten konnte. Ich musste in die Klinik. Ich rief ihn an, ob er nach Hause kommen und bei Marike bleiben könne, damit ich kurz in die Klinik fahren könne. Er war alles andere als begeistert und reagierte ziemlich mürrisch. Als er zu Hause war, fuhr ich mit dem Fahrrad in die Klinik. Es war abends, 22 Uhr, aber es war noch hell und warm.

In der Klinik suchte ich die Entbindungsstation. Ich klingelte. Es öffnete niemand. Für mein Gefühl stand ich ewig vor der Tür. Ich hörte, wie auf der anderen Seite der Tür ein Kind geboren wurde. Ich dachte, da hätten sie im Moment keine Zeit, mir die Tür zu öffnen. Ich klingelte wieder nach langer Zeit. Niemand öffnete. Irgendwann bemerkte ich, dass ich die Tür selber öffnen konnte. Ich ging hinein, traf eine Hebamme und sagte, warum ich gekommen war. »Das haben wir gleich«, meinte sie und tastete meinen Bauch ab und versuchte, die Herztöne zu hören. »Wir müssen doch einmal rübergehen zum Arzt und einen Ultraschall machen«, sagte sie, »dann sind Sie beruhigt und ich auch.«

Ich wurde in ein Wartezimmer gebracht und musste noch einmal warten. Ich betete zu Gott, dass mein Kind noch lebte. Ich schämte mich gleichzeitig dafür und fand mich lächerlich. Ich betete sonst auch nicht zu Gott, und jetzt in der größten Not meinte ich plötzlich, dass er mir helfen solle. So ein Kinderglaube! Das würde wahrscheinlich nicht viel Zweck haben. Der Arzt kam, bat mich herein und es wurde eine Ultraschalluntersuchung gemacht. Niemand sagte etwas. Die Hebamme nahm meine Hand. Ich ahnte, was das zu bedeuten hatte.

»Ist das Kind tot?«, fragte ich.

»Ja«, sagte der Arzt, »es sieht so aus.«

»Wie kann das sein?«, fragte ich.

»Das kann man meistens erst hinterher sagen, wenn überhaupt«, meinte er.

Die Hebamme sagte zu mir, dass ich jetzt hier bleiben müsse und mir ein paar Sachen bringen lassen solle. Das wollte ich nicht. Einfach zu Hause anrufen und Gerrit am Telefon die Mitteilung machen, dass das Kind tot sei, fand ich furchtbar. Ich wollte wieder nach Hause. Die Hebamme und der Arzt hatten Angst um mich und glaubten, dass ich nicht wiederkommen, Dummheiten machen oder zusammenbrechen würde. Aber sie konnten mich nicht aufhalten. Es kam mir vor wie ein böser Traum. Ich fühlte mich ganz ruhig, fast hatte ich das Gefühl, dass mein Herz auch still werden wollte. Aber ich versprach, sofort zurückzukommen.

Zu Hause erzählte ich es Gerrit. Ich rief meine Schwester Barbara an und bat sie zu kommen, um bei Marike zu bleiben. Ich sprach mit ihr, als würde ich ihr ein Kochrezept durchgeben. So unbeteiligt war ich. Ich packte dann ein paar Sachen ein und ging mit Gerrit zusammen zum Krankenhaus. Wir bekamen dort ein Einzelzimmer für die Nacht. Am nächsten Morgen würde die Geburt eingeleitet werden. Es war die kürzeste Nacht im Jahr, Sommersonnenwende, aber sie wurde für uns eine lange Nacht. Wir sprachen viel miteinander. Ich erzählte Gerrit von meiner ›Phantasie-Reise‹ mit dem Tod in dem Bienenkorb, die ich letzte Woche erlebt hatte. Vorher hatte ich mich nicht getraut, ihm davon zu erzählen. Er war sowieso immer etwas ängstlich.

Ich hatte auch ein Buch mit, aber ich konnte mich nicht konzentrieren. Nur ein Satz blieb bei mir hängen, als ich einmal hineinschaute: Man müsse sich total hingeben. Ja, das musste ich wohl, mich total dieser Situation hingeben. Ich konnte nichts tun oder ändern. Es kam mir immer wieder ein Satz in den Sinn, den ich vor kurzem bei einem Vortrag gehört hatte: ›Hab Dank für alles. Es gibt nichts zu beklagen.‹ Ich beklagte mich nicht. Ich beklagte mich nie. Ich dachte daran, welche Bedeutung mein erstes Kind für mich hatte – dadurch, dass es gestorben war. Auch dieses Kind würde für mich eine Bedeutung haben. Es würde vielleicht unsere Partnerschaft stärken, mich vielleicht auf andere Weise weiterbringen. Ich war es gewohnt, in allem das Gute zu sehen.

In dieser Nacht wurde es kaum dunkel. Es war dazu auch noch Vollmond. Meine Kinder waren alle um den Vollmond herum geboren. Als ich nachts über den Flur lief, stand das Fenster weit offen. Ich dachte daran, dass ich jetzt auch aus dem Fenster hätte springen können, um mir alles zu ersparen. Aber ich merkte, dass ich keinen Hang dazu hatte, dass es keine Verlockung war.

Ich stand sehr früh auf und konnte ein Bad nehmen. Ich strich mit der Hand über meinen dicken Bauch. Das letzte Mal, dass ich mein Kind spüren konnte. Dann würde es fort sein, einfach irgendwo fort. Die Hebamme schlug mir vor, aus dem Fenster zu schauen. Die Sonne war schon längst aufgegangen und der Himmel war ganz rot. Ich dachte bei mir, dass die Natur sich nicht darum schere, dass mein Baby gestorben und dass in mir alles tot sei. Es wird jeden Morgen wieder hell, egal, was geschieht. Wie viele Menschen waren in dieser Nacht wohl gestorben? Ich dachte an meine Nacht mit dem Kind, damals in Afrika. Da hatte ich auch bemerkt, dass der Morgen kam, als ich die Vögel gehört hatte, und auch damals war mir bewusst geworden, wie unaufhaltsam und sicher der Rhythmus der Zeit seinen Gang nimmt.

Die Geburt war ein einziger Alptraum. Als das Kind da war, verlor ich das Bewusstsein. Als ich wieder aufwachte, konnte ich kaum glauben, dass alles vorbei war. Ich spürte nur, wie schwach mich dieser Horror gemacht hatte. Die Hebamme sagte mir etwas über das Kind und ich antwortete: »Ich weiß es nicht. Ich habe das Kind ja nicht gesehen.«

»Doch«, sagte sie. »Sie haben es gesehen. Sie haben während der Geburt gesagt, dass Sie es sehen möchten. Ich habe es Ihnen doch gezeigt. Sie wollten es unbedingt sehen.«

Ich meinte, sie müsse sich irren. Aber auch Gerrit sagte mir jetzt, dass ich das Kind gesehen hätte. Ich hatte absolut keine Erinnerung mehr daran. Die Hebamme holte das tote Mädchen noch einmal und setzte es in ihrem Arm zu mir auf das Bett. Es sah schön aus, wie ein friedlich schlafendes Baby. Es gab keine Anzeichen von Krankheit oder Tod.

Ich wurde auf mein Zimmer gebracht. Gerrit musste unbedingt nach Hause zu Marike. Was hätte sie wohl gedacht, wenn sie morgens wach geworden wäre und keiner von uns da war? Ich bat ihn, nachmittags mit Marike zusammen wiederzukommen.

Nun war ich allein. Alles war vorbei. Zum ersten Mal wurde mir ein bisschen bewusst, was geschehen war. Das erste Mal kamen mir ein paar leise Tränen. Da ging die Tür auf, eine Schwester kam herein. »Na, haben Sie sich wieder etwas gefangen?« Gefangen? Jetzt? Ich hatte mich doch noch gar nicht verloren. Was hatte ich jetzt eigentlich zu tun? Ich rief meine Freundin Edda an, mit der ich vor einer Woche die ›Phantasiereise‹ gemacht hatte. Ich sagte ihr, dass das Baby gestorben sei. Sie weinte am Telefon und ich legte wieder auf.

Endlich kam Gerrit mit Marike, und auch Barbara kam mit. Sie hatten Eis mitgebracht, das wir nun aßen. Ich nahm Marike zu mir auf das Bett und wollte ihr sagen, was passiert war. Ich kämpfte mit den Tränen und konnte keinen Ton herausbringen. Das war der schlimmste Moment. Ich wollte es Marike selber sagen und ich wollte es in solcher Weise sagen, dass es nicht so schlimm wirkte. Gerrit befreite uns aus dieser Spannung. Er nahm Marike auf den Schoß und sagte: »Marike, das Baby ist gestorben, deshalb ist Mama so traurig.« Gott sei Dank war es ausgesprochen. Marike kam wieder zu mir ins Bett, kuschelte sich an mich und weinte leise ein bisschen vor sich hin. Gleichzeitig unterdrückte sie ihr Weinen. Auch Gerrit unterdrückte die Tränen.

Wieder kam eine Schwester. Wie das Kind heißen würde? Für die Formalitäten bräuchte es einen Namen. Ich schaute Gerrit fragend an. Wir hatten bis zum Schluss nicht gewusst, wie unsere Tochter heißen sollte. Ich hatte einige schöne Namen. Sie klangen schön, aber ich wusste, dass mein Kind oder dieses Kind nicht so heißen konnte. Spielte es jetzt noch eine Rolle? Wir baten noch um einen Augenblick Bedenkzeit. Ein wenig später kam die Schwester zurück. Das Kind bräuchte doch keinen Namen, sie hätte sich noch einmal erkundigt. Wir bräuchten uns jetzt um nichts weiter kümmern. Das würde alles der Beerdigungsunternehmer machen.

Gerrit ging mit Marike wieder nach Hause, damit sie da noch ein bisschen spielen konnte. Ich bat ihn wiederzukommen und mich mit dem Auto abzuholen, wenn er sie ins Bett gebracht hätte. Ich wollte nach Hause. Ich wollte hier nicht alleine bleiben.

Der Arzt war nicht begeistert von meiner Idee, aber er konnte mich nicht zwingen, im Krankenhaus zu bleiben. Nach dem Abendbrot kam Gerrit, um mich zu holen. Ich zog mich an und ging in Richtung Tür. Aber an der Tür sackte ich zusammen und setzte mich auf das freie Bett. Ich war viel zu schwach.

Gerrit sagte: »Warum willst du auch unbedingt nach Hause? Du bist doch noch viel zu schwach auf den Beinen.« Ich merkte, dass er Angst hatte.

»Ich bleibe hier«, sagte ich. »Sag den Schwestern Bescheid. Aber hole mich bitte morgen.« So verabredeten wir uns. Auf der Station waren sie froh, dass ich vernünftig geworden war.

Später versuchte ich zu schlafen. Ich war todmüde, hatte die letzte Nacht überhaupt nicht geschlafen. Aber ich war so aufgekratzt. Ich fühlte mich wie im Fieber. Ich wusste nicht genau, wann ich schlief und wann ich wach war. Ich wusste nicht genau, was Realität, was Phantasie war. War das alles wahr?

Einmal schaute die Nachtschwester zu mir herein. Ich bat sie, mit mir auf die Toilette zu gehen. Sie hakte sich bei mir unter, und langsam, wie eine alte Frau, ging ich über den Flur. Sie war freundlich und das tat mir gut. Sie versuchte mich zu trösten und fragte:

»War das Ihr erstes Kind?«

»Nein«, sagte ich, »ich habe noch eine Tochter.«

»Wie gut!«, sagte sie, »es ist so furchtbar, wenn das erste Kind stirbt.«

»Mein erstes Kind ist auch gestorben«, antwortete ich. Ihr Gesicht verschloss sich und ich merkte, dass sie nicht mehr wusste, was sie sagen sollte.

Am nächsten Morgen kam mein Arzt, bei dem ich immer zur Untersuchung gewesen war. Er war schockiert. Er besprach mit mir einige medizinische Fakten. Bevor er ging, sagte er zu mir: »Lachen Sie nicht. Das ist traurig.« Ich musste immer lachen. Es war eine mechanische Reaktion. Ich hatte meine Reaktionen nicht unter Kontrolle.

Gerrit kam wieder und holte mich ab. Dieses Mal schaffte ich den Weg vom Krankenzimmer bis zum Parkplatz. Als ich zu Hause war und mich in mein Bett legte, dachte ich: Den ersten Schritt habe ich geschafft, ich bin jedenfalls wieder zu Hause. Hier fühlte ich mehr Geborgenheit. Die eigenen Wände bildeten einen Schutz. Eine Nachbarin brachte einen Blumenstrauß mit Pfingstrosen. Eine Frau aus dem Haus gab Gerrit für mich Kirschen mit. Häufig klingelte das Telefon. Ich war jedes Mal froh, wenn es klingelte. Dann konnte ich sprechen. Dann durfte ich erzählen, was geschehen war. Es tat mir gut zu sprechen. Auch Karsten rief einige

Tage später an. Ich hörte die Traurigkeit in seiner Stimme. Er sagte: »Ich kann die Welt nicht mehr verstehen. Du hast es am allerwenigsten verdient.«

IV

Ich fühlte mich von Gott und der Welt verlassen

Ich wusste nicht, wie ich meine Tage ausfüllen sollte. Ich brauchte acht Wochen nicht zu arbeiten. Die Sommerferien begannen gerade. Es fanden keine Kurse statt. Marike ging noch nicht in den Kindergarten. Alle hatten Ferien, viele waren verreist. Es war eine Zeit ohne Termine. Gerrit ging seiner Arbeit nach. Er arbeitete viel. Marike und ich waren Tag für Tag zu Hause. Die Tage gingen langsam und zäh vorüber. Ich hätte gerne etwas anderes getan, um einmal abgelenkt zu sein. Auf der anderen Seite konnte ich kaum den Alltag mit Marike bewältigen. Es fiel mir so schwer, mich zu konzentrieren, dass ich manchmal kaum einkaufen konnte.

Monatelang spürte ich den Schmerz physisch wie ein großes Loch im Bauch, eine einzige große Wunde. Wenn wir im Wohnzimmer beim Essen saßen, hatte ich immer das Gefühl, dass jemand fehlte. Es war merkwürdig. Wir hatten doch immer nur zu dritt am Tisch gesessen! Und doch spürte ich jedes Mal, dass jemand fehlte. Ich bemerkte auf diese Weise, wie stark das Kind schon mit uns gelebt hatte, ohne dass es uns als Realität wirklich bewusst geworden war.

Eine Woche nach dem Tod unseres Kindes rief bei uns ein Beerdigungsunternehmer an. Er sagte, unser Kind würde noch in der Klinik liegen. Ob er sich darum kümmern solle und ob er zu einem Gespräch vorbeikommen dürfe. Ich war total entsetzt! Was hatte ich eigentlich gedacht, wo das Kind sei? Gar nichts hatte ich gedacht. Ich hatte keine Sekunde darüber nachgedacht, was mit einem toten Kind nach der Geburt geschehen würde. Für mich war es nur weg, verschwunden, unerreichbar. Man hatte uns doch gesagt, wir bräuchten uns um nichts zu kümmern.

Der Beerdigungsunternehmer kam im schwarzen Anzug. Er wirkte zu förmlich für unser Leben. Wir lebten ganz normal weiter. Ich war nur einen Tag weg gewesen. Sonst war kaum etwas geschehen. Dieser Beerdigungsanzug wirkte auf mich unangemessen für unsere Situation. Wir regelten die Formalitäten. Für ein tot geborenes Kind gab es keine Trauerfeier, aber es musste beerdigt werden. So waren die Bestimmungen. Wir müssten ihn beauftragen, das zu tun. Er riet uns, das Kind anonym unter dem grünen Rasen beisetzen zu lassen, auf einem kleinen Friedhof außerhalb der Stadt. Das sei für uns die billigste Möglichkeit. Wir unterschrieben es so. Damit war unser Teil getan. Alles Weitere besorgten andere Menschen, ich hatte damit nichts zu tun.

Ich lebte meinen Alltag mit Marike und konnte nichts mit mir anfangen. Ich hatte jetzt so viel Zeit, und Zeit war sonst immer eher knapp gewesen und in meinen Augen ein hohes Gut. Nun hatte ich genug davon, aber ich konnte sie nicht ausfüllen. Ich hätte mich gern mal einen Tag ins Bett verkrochen, um mich auszuruhen und mich gehen zu lassen. Aber da war Marike und es ging nicht. Ich konnte sonst mein Leben ganz gut organisieren, aber jetzt kam ich nicht auf die Idee, jemanden zu bitten, ob er einen Tag mein Kind beaufsichtigen könne. Es kam auch niemand auf die Idee, es mir anzubieten. Was praktisch zu tun war, das kriegte ich hin, aber was Nachdenken erforderte, war zu anstrengend für mich. Es fiel mir schon schwer, darüber nachzudenken, was ich kochen sollte. Wie hätte ich mich darüber gefreut, wenn mich jemand zum Essen eingeladen hätte. Aber ich konnte nicht darum bitten, weil ich kein Gefühl dafür hatte, was mir gut tun würde.

Körperlich fühlte ich mich wie eine welke Pflanze. Immer wieder kam mir dieser Vergleich. Ich war nicht krank, es tat nichts weh, jedenfalls physisch nicht, aber die Kraft fehlte. Ich fühlte mich wie eine Pflanze, die all ihre Kraft gesammelt und vermehrt hatte, um zu blühen. Und wenn sie zu Ende geblüht hat, dann verwelkt sie, weil sie alle Kraft vergeben hat.

Mit Gerrit bestand nach wie vor eine innige Partnerschaft. Nur die Leere, das Loch stand immer zwischen uns. Was wir auch taten, es war nicht zu übersehen. Immer wieder kamen mir Fragen, was das mit mir und meinem Leben zu tun habe, warum ich das zweite Mal ein Kind verloren hatte. Gerrit erzählte mir, dass er mit jemandem gesprochen habe, der ihm gesagt hatte, man solle nicht herumpsychologisieren, sondern sich in Demut üben und das Leben so annehmen, wie es ist. Es war eine neue Seite an ihm, ihn über so etwas wie Demut sprechen zu hören. Demut, das Wort erreichte mich.

Ich hörte auf, mir Fragen zu stellen, zunächst einmal. Ich fühlte mich schon etwas ›erfahren‹ mit dem Verlust eines Kindes. Ich dachte, ich wüsste in etwa, wie es gehen würde und was geschehen müsste. Ich wartete auf einen Trost bringenden Traum. Aber es geschah nichts dergleichen. Alles war anders, mit meiner ›Erfahrung‹ konnte ich nichts anfangen.

Ich verbrachte in diesem Sommer alle Tage mit Marike. Als ich einmal in meinem Zimmer sauber machte, fragte sie

mich plötzlich: »Mama, warst du schon einmal in Afrika?«
»Ja«, antwortete ich sehr langsam.

»Aber«, sagte sie, »das ist schon sehr lange her, nicht? Bestimmt tausend Jahre!« ›Tausend‹ sprach sie mit ganz lang gezogenem ›au‹.

Ich stimmte ihr zu, dass es sehr lange her sei. Ich hatte ihr nie von Afrika und von ihrem Bruder erzählt. Ich hielt sie mit ihren vier Jahren dafür zu klein.

Etwa eine Woche nach dem Gespräch saß Marike in ihrer ›Höhle‹ und schaukelte mit ihrem Stuhl hin und her. Völlig unvermittelt knüpfte sie an das Gespräch von letzter Woche an: »War ich schon in deinem Bauch, als du in Afrika warst?« Bevor ich etwas sagen konnte, gab sie selber die Antwort: »Ja, da war ich schon in deinem Bauch und dann bin ich rausgekrabbelt und da war ich in Afrika und dann bin ich wieder reingeschlüpft.« Damit war das Gespräch über dieses Thema beendet und sie ging zum Puppenherd, um etwas zu kochen.

Ich war wie vom Donner gerührt. Wie konnte sie so etwas sagen: »Da war ich schon in deinem Bauch und dann bin ich rausgekrabbelt und dann wieder reingeschlüpft.« Ich wusste nicht, was ich davon halten sollte, aber es bewegte mein Herz.

Nach einigen Wochen kam ein Brief vom Beerdigungsinstitut. Es war die Rechnung: Sarg, Kissen, Beisetzung, Mehrwertsteuer usw. Für mich war es das einzige Indiz, dass es diesen Menschen, mein Kind, gegeben hatte und dass es nun beerdigt war. Hoffentlich hatten sie es wirklich in ein Kissen gelegt …

Nach fünf Wochen fühlte ich mich in der Lage, auf den Friedhof zu gehen. Ich nahm Marike mit. Gerrit wollte nicht mitgehen. Er ging nie mit. Er wollte ›das‹ nicht sehen. Marike und ich pflückten unterwegs Blumen und brachten sie zum Friedhof. Wir fanden den Platz bald: Ein Stein mit einem Kreuz darauf und Rasen davor. Wir setzten uns auf den Rasen und erzählten. Es war sehr friedvoll. Marike meinte, der Sarg hätte bestimmt Fenster und das Baby könnte sicher aus dem Himmel herunterschauen und sehen, wie wir hier sitzen, und hören, was wir sprechen. Es berührte mich tief, als sie sagte: »Wenn wir sterben, dann sind wir auch bei unserem Baby. Dann kann ich mit ihm spielen, dann nehme ich meine Bauklötze mit.« Dieses selbstverständliche Verhältnis zum Tod! Davon konnte ich nur lernen.

Endlich waren die Sommerferien zu Ende und Marike kam in den Kindergarten. Ich war froh darüber. Es brachte etwas Neues in mein Leben und ich kam mehr unter Menschen. Ich brachte sie jeden Morgen hin und holte sie mittags wieder ab. Über mehrere Wochen hinweg traf ich jedes Mal einen Vater oder eine Mutter, die mich vor den Ferien hochschwanger kennen gelernt hatten und die mich fragten, wie es mir und dem Baby ginge. Jeden Tag aufs Neue erzählte ich, dass das Baby gestorben sei, und beantwortete, was sonst noch gefragt wurde. Es war für mich eine Selbstverständlichkeit und ließ mich relativ unbewegt.

Einmal sagte eine Mutter: »Mein Gott, und Sie lachen dabei, wenn Sie das erzählen.«

»Na ja«, sagte ich, »es war ja nicht gestern, es ist ja schon sieben Wochen her.« Sie lachte auch. Ich war insgeheim stolz auf mich, dass ich nicht weinte oder mich gar hysterisch oder theatralisch benahm, sondern so stark war und so gut mit meinem Schicksalsschlag fertig zu werden schien.

Ich hatte ein großes Bedürfnis, über mich und mein Erlebnis zu sprechen. Aber ich wusste nicht, wo ich es tun konnte. Die Zeiten, wo ich so viele Anrufe bekam, waren längst vorbei, die Briefe geschrieben. Das Leben ging weiter und mein Kind geriet in Vergessenheit. Ich freute mich darauf, wieder zu arbeiten. Dann würde ich auch wieder an der Supervision teilnehmen können. Das wäre eine Möglichkeit, Frau Anderson zu treffen. Vielleicht würde sich eine Gelegenheit für ein Gespräch ergeben. Ich stellte es mir so wohltuend vor, mit ihr zu sprechen, und ich sehnte den Termin herbei.

Es wurde immer schwieriger, mit Gerrit zu sprechen. Er war anfangs selbst sehr verletzt gewesen und er hatte sich mir sehr zugewandt. Aber er verschloss sich immer mehr. Er wollte von unserem Kind nichts mehr hören. Dass ich acht Wochen später immer noch traurig war und darüber sprechen wollte, fand er unverständlich und übertrieben mütterlich. Ich spürte immer mehr Aggressionen bei ihm gegen alles, was mit Schwangerschaft, Geburt und Kindern zu tun hatte.

Langsam wurde mir klar, dass ich gerne noch einmal ein Kind haben wollte. Anfangs hatte es zu dieser Frage nur ein Gedankenchaos in meinem Kopf gegeben. Aber das Chaos lichtete sich und ich spürte, dass ich eine große Sehnsucht nach einem Kind hatte. Wenn ich ehrlich war, war es mein einziger und größter Wunsch.

Ich sprach mit Gerrit darüber. Er war wütend. Er fand mich blauäugig und fixiert auf meine Mutterrolle. Er warf mir furchtbare Sachen an den Kopf und ließ seiner Wut freien Lauf. Nein, durch ihn würde nie wieder ein Kind auf diese Welt kommen! Das alles kam mit solch einer Heftigkeit, dass ich sofort dachte: Das ist unumstößlich. Daran wirst du nie etwas ändern können.

Ich hatte eigentlich gedacht, dass langsam alles besser

werden sollte, aber es wurde schlimmer. In Gerrit hatte ich keinen Menschen mehr, der zu mir hielt. Er verschloss sich oder er war aggressiv oder krank. Den Gedanken, dass ich nicht nur dieses Kind verloren hatte, sondern überhaupt die Möglichkeit, ein Kind zu bekommen, den konnte ich gar nicht zu Ende denken. Ich merkte, wie mein Lebensmotto, mein Wille, stark zu sein, sich zusammenzureißen, von sich nicht so viel Aufhebens zu machen, ins Wanken geriet. Der Tod des Babys war schlimm, aber das konnte ich noch verkraften. Aber nun verlor ich auch Gerrit und jedes zukünftige Kind. Das wurde mir zu viel.

Wir hatten noch einmal einen Termin bei meinem Arzt zu einem abschließenden Gespräch. Gerrit begleitete mich. Die Untersuchungen hatten nichts ergeben. Das Kind sei gesund und normal entwickelt gewesen. Ich sei gesund. Aus medizinischer Sicht sei es nicht zu erklären, warum das Kind gestorben sei. Das gäbe es selten, aber es könnte manchmal sein. »Sie können ebenso gut noch ein Kind bekommen wie jede andere Frau auch. Das Risiko ist nicht größer und nicht kleiner. Und das Risiko, das bleibt, ist das Risiko des Lebens selber.« Damit war der Fall ›Totgeburt‹ abgeschlossen.

Nach acht Wochen fing ich wieder an zu arbeiten. Mein Einstieg war das Teamgespräch am Dienstag. Wir sprachen alle aktuellen Notwendigkeiten durch und gingen dann wieder auseinander. Niemand hatte gesagt: »Wie schön, dass du wieder da bist«, oder vielleicht auch: »Wie schade, dass du wieder da bist.« Keiner hatte ein Wort gesagt. Alle hatten so getan, als wenn nichts geschehen wäre, als wenn ich gar nicht weggewesen wäre, als wenn es mein Kind nie gegeben hätte. Ich wusste nicht genau, was meine Kollegen hätten tun sollen, aber ich ging leer und einsam nach Hause und dachte, dass irgendetwas nicht stimmte. Ich fühlte mich ausgehöhlt.

Ganz plötzlich starb eine der Frauen, die wir betreuten. Frau Gerken war die treueste Besucherin gewesen, sie kam jeden Tag und die Begegnungsstätte war ihr Lebensinhalt geworden. Ich übernahm es, mich um die Beerdigung zu kümmern. Ich ging in das Beerdigungsinstitut und besprach alles. Ich erzählte, dass diese Frau ihr Leben in der Psychiatrie gelebt hätte, dass nicht viel Geld da wäre, aber dass sie die Beerdigung bitte sehr schön ausrichten möchten. Der Mann im Institut verstand mein Anliegen und kam mir sehr entgegen.

Am Abend vor der Beerdigung, wir waren gerade beim Abendbrot, rief mich der Pastor an, der Frau Gerken morgen beerdigen sollte. Er sagte: »Ich bin etwas in Not. Ich habe Frau Gerken nicht gekannt. Heute Abend wollte ihr Sohn zu einem Gespräch kommen. Aber er kam nicht. Ich weiß nichts über die Frau.« Den Sohn kannten wir gut. Er war nicht sehr zuverlässig. »Können Sie mir etwas über die Frau sagen?« Ich erzählte alles über Frau Gerken, was ich wusste, und ich gab mir große Mühe, ein Bild von ihr zu geben, das ihrer Persönlichkeit und ihrem Leben gerecht wurde. Die Beerdigung war sehr schön und es machte mich glücklich, dass ich dazu beitragen durfte, dass sie würdevoll vom Leben verabschiedet wurde. Gerrit war als einziger Mitarbeiter nicht mit zur Beerdigung gekommen. Es wurde allgemein akzeptiert, weil alle spürten, dass es zu nah an seiner eigenen Erfahrung mit dem Tod war. Niemand sprach darüber.

Ich kam schwer mit dem Leben zurecht. Ich merkte, dass ich noch lange nicht meine alten Kräfte zurückhatte. Die Auseinandersetzungen und Spannungen mit Gerrit gingen mir an die Substanz. Ich wünschte mir Verständnis und

Trost von ihm. Er fühlte sich erdrückt durch meine Wünsche und wollte das Thema endlich wieder los sein. Wir reagierten sehr unterschiedlich.

Zehn Wochen nach dem Tod unserer Tochter erlebte ich Folgendes: Ich sollte zur Arbeit. Vorher brachte ich Marike in den Kindergarten. Ich hatte zwei Stunden Zeit und bastelte mit einigen anderen Müttern für den Basar. Plötzlich weinte draußen vor der Tür ein Baby. Eine Frau stand auf, ging hinaus und kam mit dem Baby auf dem Arm wieder zurück. Das Kind war noch klein. Eine andere Frau fragte die Mutter: »Wie alt ist Ihr Baby?« Sie antwortete: »Zehn Wochen.«

Zehn Wochen! Das könnte mein Kind sein! In Windeseile packte ich meine Sachen und verließ den Raum. Es muss so schnell gegangen sein, dass mich niemand fragte, was ich tue oder wo ich hinwolle. Mich überkam Panik, meine Knie zitterten, ich musste nach Luft ringen. Ich war irgendwie außer mir. Ich weiß kaum, wie ich mit dem Auto nach Hause kam. Mir war eiskalt. Gerrit war im Wohnzimmer, als ich nach Hause kam. Er sah sofort, dass etwas passiert war und dass ich nicht zur Arbeit gehen könnte. Er sagte, ich solle mich ins Bett legen, und er brachte mir eine Wolldecke. Er wollte mich vertreten und ging für mich in die Begegnungsstätte. Ich lag im Bett mit Wolldecke und Wärmflasche und fror. Meine Hände und Füße waren eisig und ich konnte nicht wieder warm werden. Ich zitterte am ganzen Körper.

Was war denn bloß geschehen? Ich fühlte mich wie unter Schock. Und das gerade heute. Heute Nachmittag war Supervision. Auf diesen Termin hatte ich mich seit Wochen gefreut. Da wollte ich unbedingt hingehen.

Erst nach Stunden schien mein Blutkreislauf wieder richtig zu arbeiten und mir wurde langsam wärmer. Gerrit hatte

Bedenken, weil ich mit zur Supervision kommen wollte. Er fand, dass ich nicht gut aussah und Ruhe bräuchte. Aber ich fühlte mich einigermaßen wohl und wollte mitkommen.

Als unsere Kollegen, Gerrit und ich bei Frau Anderson zusammengekommen waren, sagte sie: »Als Erstes möchte ich Ihnen beiden sagen, wie Leid es mir tut, dass Sie Ihr Kind verloren haben.«

Mehr brauchte ich nicht. Ich fing sofort an zu weinen. Ich spürte, wie alles um mich erstarrte. Ich hatte noch nie irgendwo geweint, außer zu Hause in mein Kissen.

Der Tod unseres Kindes und was er für uns auslöste wurde ein Thema. Endlich durfte es einmal irgendwo zum Thema werden. Frau Anderson empfahl mir, mich krankschreiben zu lassen, eventuell zu verreisen oder eine psychosomatische Kur zu machen. Außerdem bot sie mir an, zu therapeutischen Gesprächen zu ihr zu kommen. Ich könne es mir überlegen und solle sie dann anrufen.

Oh, das wollte ich gerne. Dass ich selber therapeutische Gespräche brauchte, wo ich doch immer anderen half, das wollte ich nicht so gerne wahrhaben, aber mit Frau Anderson wollte ich gerne sprechen.

Ich ließ mich zunächst einmal noch nicht krankschreiben und dachte, es würde schon gehen. Aber es ging mir mit jedem Tag schlechter. Ich spürte, dass diese Begegnung mit dem zehn Wochen alten Baby nicht den Schock selbst bedeutete, sondern dass sich durch sie der Schock gelöst hatte, unter dem ich zehn Wochen gestanden hatte.

Ich schrieb einen Brief, dass ich meine Kurse absagen müsste. Ich merkte, dass ich dafür keine Kraft und Stabilität hatte. Als ich den Brief in die Familienbildungsstätte bringen wollte, überkam mich wieder diese Panik. Meine Knie zitterten. Nein, ich konnte da nicht hingehen und eine Erklärung abgeben. Ich wollte Marike vom Kindergarten abholen und bekam Angst: Angst, Frauen mit ihren Babys zu begegnen; Angst, dass mich jemand anspricht. Wie viele Male hatte ich meine Geschichte am Kindergarten erzählt, ohne dass es mich sehr berührt hatte. Jetzt ergriff mich Panik bei der Vorstellung, dass mich jemand fragen könnte. Ich bekam auch Angst, in die Begegnungsstätte zu gehen. Es ging nichts mehr. Ich merkte, dass es so nicht weitergehen konnte und dass ich mich doch krankschreiben lassen musste.

Am Montag Vormittag ging ich zum Arzt. Ich musste lange im Wartezimmer sitzen. Ich war furchtbar aufgeregt. Was sollte ich dem Arzt nur erzählen? Hoffentlich würde er mich nicht viel fragen. Schon die Vorstellung, dass er mich fragen würde, wie es mir ginge, brachte mich in Verzweiflung, weil ich dann bestimmt wieder weinen musste. Meine Nerven wurden während der Wartezeit immer labiler. Dann hörte ich, dass im Behandlungszimmer ein Baby schrie. Meine Knie wurden schon wieder ganz zittrig. Ich kämpfte mit den Tränen und mit mir. Ich musste raus aus dem Wartezimmer. Ich wollte einen Augenblick draußen herumlaufen und mich beruhigen. Ich sagte zu der Sprechstundenhilfe, dass ich gleich wieder kommen würde. Ich lief durch die Straßen und weinte. So mochte ich nicht wieder in die Praxis gehen und ich lief unverrichteter Dinge nach Hause.

Nachmittags ging ich mit Gerrit und Marike zusammen noch einmal zum Arzt. Ich brauchte sie als Schutz. Ich sagte dem Arzt, was passiert war und dass ich keine Kraft für die Arbeit hätte. Er fragte mich, ob ich einverstanden wäre, wenn er ›reaktive Depression‹ schreiben würde. So nennt man das also. Gott sei Dank stellte er mir sonst keine Fragen.

Ich hatte auch immer mehr Angst um Marike. Der Eindruck, dass meine Kinder sterben, war so stark, dass meine

Gedanken immer wieder darum kreisten, dass auch Marike sterben würde. Ich konnte mit meinem Verstand diese Angst nicht verdrängen. Ob Marike mit dem Fahrrad auf der Straße fuhr oder ob sie nachts Fieber kriegte, immer standen diese Befürchtungen vor mir.

Mit Gerrit und mir wurde es sehr schwierig. Je schlechter es mir ging, desto mehr zog er sich zurück. Er konnte es nicht mehr ertragen, dass ich ewig weinte und dass alles nur um Kinder ging. Er hatte das Gefühl, mich trösten zu müssen, es aber nicht zu können. Ich hatte eine kaum auszuhaltende Sehnsucht nach dem Kind. Ebenso sehnte ich mich nach Gerrit, der noch da war, den ich aber nicht erreichen konnte.

Gerrit hatte gehört, dass in unserer Stadt gerade eine Gruppe für verwaiste Eltern eingerichtet wurde. Ob wir dort hingehen wollten? Wir entschlossen uns dazu. Eigentlich war ich eher jemand, der Gruppen leitete. Nun sollte ich selber irgendwo hingehen, weil ich Hilfe bei meinen Problemen brauchte? Alles schien mir verdreht. Nichts stimmte mehr. Nichts war mehr so wie früher.

Ich war sehr angespannt, als wir das erste Mal zur Gruppe gingen. Was würde mich da erwarten? War ich in der Lage, etwas zu erzählen? Eine Mutter erzählte, dass ihr Mann am vierten Todestag ihres Sohnes auf dem Friedhof tot zusammengebrochen wäre. Die Pastorin, die diese Gruppe leitete, sagte daraufhin: »Da versteht man, was es heißt, ein gebrochenes Herz zu haben.« Dieser Satz traf mich ins Zentrum. Ich fühlte den Riss in meinem eigenen Herzen. Ein gebrochenes Herz, ja, so war es. Das traf auf mich zu. Ich hatte ein gebrochenes Herz. Mir kamen die Tränen bei dem Gedanken und ich weinte die ganze Zeit, während die anderen sich unterhielten. Ich konnte kein Wort hervorbringen.

Ich hatte mein erstes Gespräch bei Frau Anderson. Es tat so gut, mit jemandem sprechen zu können. Ich merkte dort schnell, dass mein Problem darin bestand, dass ich nicht nur mit dem Tod meines Kindes fertig werden musste, sondern auch die Verbindlichkeit mit meinem Partner verloren hatte. Frau Anderson meinte, ich hätte viel zu geben und ich hätte mir einen Partner gesucht, für den ich auch ein Stück Mutter wäre. Das würde funktionieren, solange es mir gut geht. Ob ich es wirklich könnte, mit nur einem Kind und dieser reduzierten Beziehung, die Gerrit mir anbot, zu leben? Ich wusste es nicht. Ich wollte es, denn ich wollte mich auf gar keinen Fall jetzt auch noch trennen.

Ich erzählte Gerrit von dem Gespräch und dass Frau Anderson gesagt hatte, dass er ein Stück Freiheit zurückgewonnen hätte. Er schmunzelte. Ja, das stimmte. Er war froh, ein Stück Freiheit zurückbekommen zu haben. Er betonte es immer häufiger. Mein Gott! Ich wusste vor Schmerz und Sehnsucht nicht wohin mit mir und er freute sich über die zurückgewonnene Freiheit.

Zur Arbeit konnte ich nicht gehen. Ich dachte öfters, ich müsste wieder arbeiten oder ich wollte es, aber ich spürte, dass es unmöglich war. Wir sprachen auf einer Dienstbesprechung darüber. Gerrit bot mir an, die nächsten Wochen meine Stunden für mich mit zu übernehmen, damit ich noch etwas zu Hause bleiben könne. Das war die Ebene, wo ich ihn immer als hilfsbereit erlebt hatte. So hatte ich noch etwas Aufschub.

Ich fühlte mich nicht stabil genug, mit psychisch kranken Menschen zu arbeiten. Sie waren manchmal aus dieser normalen Welt entrückt und hatten Wahrnehmungen, die wir ›Normalen‹ nicht hatten, die oft sehr bedrohlich waren. Ich spürte jetzt, dass ich dieser ›anderen‹, unsichtbaren Welt selber ganz nah war. Wenn mir unsere Besucher früher von ihren Wahrnehmungen erzählt hatten, von den

Wesen, die sie hörten oder sahen oder fühlten, war ich häufig davon ausgegangen, dass es keine Halluzinationen waren, sondern dass sie reale Dinge erlebten, die nur für mich nicht sichtbar oder nicht erfahrbar waren. Jetzt wurde ich absolut sicher, dass meine Sicht dieser Erfahrungen richtig war. Meine Schutzmechanismen, die mich von dieser anderen Welt trennten, waren nicht mehr sicher genug, um mit diesen Menschen wieder arbeiten zu können. Auch das machte mir Angst.

Ich nahm seit Jahren an einem buddhistischen Gesprächskreis teil. Dieser hatte immer eine große Bedeutung für mich gehabt. Den Kreis leitete eine alte Dame. Ich freute mich auf das erste Treffen, an dem ich wieder teilnehmen konnte. Ich hatte so viel Hoffnung, dass ich dort Gedanken hören würde, die mir etwas Trost geben könnten. Aber es wurde kein Wort über mich, mein Erlebnis oder den Tod gesprochen. Alle setzten ihre hochgeistigen Gespräche fort und taten so, als sei nichts geschehen. Viel später hörte ich, dass die Leiterin des Kreises alle Teilnehmerinnen einzeln angerufen und ihnen gesagt hatte, sie sollten nicht von meinem Kind sprechen und mich nicht fragen, wie es mir ginge. Das würde mich traurig machen. So viel Angst vor dem Leben!

Mit meinem Kind fühlte ich keine Verbindung mehr. Es war von Anfang an ganz weit weg. Ich hatte gehofft, dass ich wieder so eine Traumbegegnung haben könnte wie mit meinem ersten Kind. Das hatte sich mir im Traum gezeigt und mir gesagt, dass es ihm gut gehen würde und dass ich nicht traurig sein müsste über eine leere Hülle. Aber nichts dergleichen geschah.

Ich hatte eine grausame Sehnsucht in mir. Eine so starke Sehnsucht, dass ich gerne diese Erde verlassen hätte. Ich wäre dankbar gewesen, wenn eine Krankheit oder ein Unfall mich erlöst hätte. Ich fühlte mich so kraftlos, so welk, und ich wusste nicht mehr, was ich auf dieser Erde noch sollte. Über meinen Wunsch nach einem Kind würde ich nie hinwegkommen können. Das schien mir unerreichbar. Ich schämte mich solcher Gedanken. Ich hatte noch ein kleines Kind, das mich brauchte. Aber ich fühlte mich so kraftlos und ausgezehrt, dass diese Verantwortung mir nicht mehr als Antrieb zum Lebenswillen ausreichte.

Ich war mit dem Satz groß geworden: ›Wo ein Wille ist, ist auch ein Weg.‹ Nach diesem Motto hatte ich bisher gelebt und war so meinen Herausforderungen im Leben begegnet. Was auch geschah, ich hatte immer den Willen, es zu schaffen, den Willen, in allem das Gute zu sehen und das, was ich für gut hielt, zu tun. Ich hatte mich als sehr willensstark erlebt und bisher viel im Leben mit dem Willen gemacht. Ich war nie auf den Gedanken gekommen, dass ich Grenzen haben könnte.

Ich hatte auch jetzt nach dem Tod des Babys den Willen, normal weiterzuleben, mich still zu verhalten, mein Schicksal anzunehmen und kein Drama daraus zu machen, keinen Widerstand zu leisten, aber es funktionierte nicht. Alles bäumte sich in mir auf. Meine Strategie des Willens war an ein Ende gekommen. Ich hatte das Gefühl, vor mir stünde eine hohe Mauer, die ich mit dem Willen nicht erklimmen konnte. Ich wusste nicht, wie ich jemals über diese Mauer kommen könnte. Es schien mir absolut unmöglich. Die Fähigkeiten, mit denen ich bisher meine Aufgaben und Herausforderungen im Leben bewältigt hatte, versagten oder waren nicht mehr ausreichend. Und andere hatte ich nicht zur Verfügung. Ich fühlte mich von Gott und der Welt verlassen. Ich hatte kein Zuhause mehr in meiner Arbeitsstelle und in meiner Familie. Gerrit wurde es zu schwierig, er wollte weg und wieder sein eigenes Leben führen.

V

Ich bitte inständig darum, meinen Geist zu verändern

Ich war wirklich an einem Nullpunkt. Es ging nichts mehr. Aber von irgendwoher kam ein Impuls, dass ich doch nicht sterben wollte, sondern dass ich noch leben wollte. Wenn ich leben wollte, musste ich etwas tun. So konnte es nicht weitergehen. Und ich brauchte Hilfe. Allein würde ich es nicht schaffen. Ich war so erzogen, dass man alleine mit seinen Problemen fertig wurde. In meinem Elternhaus wurde über Probleme nicht gesprochen. Ich hatte immer alles alleine geschafft und ich bezog mein Selbstwertgefühl in hohem Maße daraus, anderen Menschen zu helfen. Die Tatsache, Hilfe zu brauchen, war für mich eine Kapitulation. Ich kapitulierte total. Mein Leben, meine Gesundheit, mein Selbstwertgefühl waren ein einziger Scherbenhaufen. Ich fühlte mich wie ein Alkoholiker, der jahrelang sich und anderen vormacht, er wäre nicht süchtig und könne mit dem Alkohol fertig werden. Ich verstand plötzlich, warum man den Punkt der Kapitulation mit allen Mitteln so lange hinausschiebt, wie möglich.

Mein Arzt verschrieb mir eine Mutter-Kind-Kur. Frau Anderson riet mir zu einer psychosomatischen Kur. Aber das würde eine Zeit lang dauern, bis ich irgendwo einen Platz bekäme. Es musste jedoch schnell etwas geschehen. Außerdem konnte ich mich nicht entschließen, Marike drei

Monate allein zu lassen. Würde das mit Gerrit überhaupt gehen? Gerrit war noch nie länger mit Marike allein gewesen. Und er war selber im Moment so labil. Er war nicht so schwach wie ich, aber verschlossen und verbohrt.

Ich entschied mich für eine andere Möglichkeit. Ich fuhr nach Rütte im Schwarzwald in das Zentrum von Graf Dürkheim. Dort wurde eine Verbindung von Meditation und verschiedenen Therapien angeboten. Ich wollte für zwei Wochen dorthin fahren. Zwei Wochen, das würde zu Hause wohl irgendwie gehen. Gerrits Mutter kam für eine Woche, um zu helfen. Sie machte sich große Sorgen um ihren Sohn. Ich packte meinen Koffer für meine Reise in den Schwarzwald. Ich legte meine Kleidungsstücke auf das Bett. Fast alle Sachen waren grau. Ich hatte gar nicht gewusst, dass ich so viele graue und farblose Sachen besaß. Aber es passte zu meiner Verfassung. Ich fühlte mich grau.

In Rütte mietete ich ein kleines Zimmer, in dem ich die zwei Wochen wohnen konnte. Ich hatte vorher einen Brief schreiben müssen über mein Leben und meine Gründe für den Aufenthalt. Nach diesen Angaben waren die Therapeuten ausgesucht worden, die mit mir arbeiten sollten. Mir wurde vorgeschlagen: Leibarbeit, geführtes Zeichnen, Töpfern und Arbeiten mit dem Schwert. Ich hatte keine Ahnung, was mich erwartete. Ich hatte nur gewusst, dass ich etwas tun musste, und ich hatte die Hoffnung, dass es das Richtige sei. Jeden Tag bekam ich eine Stunde Therapie. Abends gab es manchmal Gruppenangebote, ansonsten hatte ich sehr viel Zeit für mich. Ich wurde durch diese Arbeit mit einer mir bisher unbekannten Seite von mir konfrontiert: mit dem Schatten!

Ich war immer freundlich und nur bemüht, alles richtig zu machen. Konflikte konnte ich nicht ertragen. Wenn mir jemand böse war, was selten vorkam, versuchte ich, ganz besonders lieb zu sein, damit die Harmonie wieder hergestellt wurde. Wut und Zorn hatte ich bis zu den Auseinandersetzungen mit Gerrit kaum gekannt. Weder von außen noch in mir. Ich verhielt mich so, dass ich möglichst von niemandem Zorn auf mich zog. Das Böse war eigentlich erst während meiner Schwangerschaft durch die emotionalen Ausbrüche von Gerrit in mein Leben gekommen. Wie hatte ich reagiert? Ich hatte Verständnis gezeigt, abgewartet oder geweint oder versucht, ihn zu besänftigen. Ich hatte nie mit Zorn geantwortet. Das war mir fremd. Wut und Zorn waren so weit verdrängt, dass sie für mich unkenntlich geworden waren. Ich hatte immer Angst vor Aggressionen gehabt, aber ich hatte wenig Bewusstsein davon, dass es auch Angst vor meinen eigenen Aggressionen war.

Ich wurde durch die Therapiestunden sehr stark gefordert, nahm es so an und sah es als Herausforderung. Schließlich suchte ich Hilfe. Ich kam in sehr tiefe Prozesse, die alles von mir forderten, was ich verkraften konnte. Es stand eine Stunde Arbeit mit dem Schwert auf dem Programm. Damit sollte ich die Gebärde machen, mir Raum zu schaffen, ihn abzugrenzen und zu verteidigen, doch ich konnte es nicht. Mein Gegenüber griff mich an und ich sollte mich schützen, mich verteidigen, konnte es aber einfach nicht schaffen. Meine Abwehr war völlig sinnlos und bei einem echten Kampf hätte jeder Schlag mich verletzt oder getötet. Mir wurde gezeigt, wie ich das Schwert einsetzen sollte, um mich zu verteidigen. Die Technik kannte ich nun, aber ich konnte es trotzdem nicht. Ich hatte eine furchtbare Hemmung, dass ich mein Gegenüber verletzen könnte. Der Therapeut, der für die Arbeit mit dem Schwert ausgebildet war, versicherte mir, dass er gut damit umgehen könne und dass es mit Sicherheit nicht zu Verletzungen kommen würde.

Aber ich schaffte es nicht, meinen Raum zu bewahren und zu verteidigen, ließ mich schutzlos verletzen, war erschüttert über mich selber, was mir diese Stunde gezeigt hatte. Jeden ließ ich in meinen Bereich eindringen und konnte keine Grenzen setzen. Ich konnte niemandem wehtun, außer mir selber!

Die Therapiestätte war zwanzig Kilometer von dem Dorf entfernt, in dem ich mein Zimmer hatte. Ich hatte eigentlich per Autostop nach Hause fahren wollen. Einen Bus gab es nicht. Aber als ich zur Straße kam, spürte ich, dass ich heute nicht genügend Vertrauen hatte, das tun zu können. Ich lief zwanzig Kilometer durch den Wald zu Fuß nach Hause.

Abends bekam ich Besuch von einer früheren Freundin, mit der ich zusammen studiert hatte und die ich hier zufällig wieder getroffen hatte. Nachdem sie gegangen war, öffnete ich meine Post. Ich hatte einen Brief von Gerrit bekommen. Ich las den Brief und ließ ihn traurig sinken. Ich war ungeheuer betroffen. Der Brief war ein einziger Vorwurf, dass ich weggefahren war und ihn mit Marike und der ganzen Arbeit allein gelassen hatte. Er beschrieb, was er alles tun müsse und wie schwierig das sei. Normalerweise hätte ich gedacht: Der arme Gerrit ist überfordert. Hättest du bloß dies oder das noch getan. Ich hätte den Vorwurf geschluckt und den Schmerz verbunkert.

Ich fühlte mich elend. Ich war doch nicht aus Lust und Tollerei hierher gefahren! Er wusste doch genau, wie notwendig es für mich war. Ich wollte ins Bett gehen, merkte aber, dass es nicht möglich war. Ich war so wütend über so viel Egoismus und Selbstbezogenheit, dass mir davon schlecht wurde. Nein, so konnte ich nicht einschlafen! Ich schrieb ihm einen Brief zurück: Es wäre nicht gerade eine witzige Idee gewesen, hierher zu fahren! Er wüsste doch die

Zusammenhänge! Ob er mir jetzt obendrein noch ein schlechtes Gewissen machen müsste! Ich schrieb ihm etwas über die Therapie und was ich dadurch neu entdecken und sehen könnte. Bisher hatte ich immer mit Nachsicht und Verständnis reagiert. Nun ging sein Vorwurf einfach zu weit. Mein Maß war voll, übervoll, schon lange!

Jetzt fühlte ich mich besser. Mein Magendruck war weg und ich ging ins Bett. Es war spät geworden. Doch als ich das Licht ausmachte und einschlafen wollte, bekam ich einen furchtbaren Schreck. Ich sah den Teufel! Er grinste hämisch. Angst schüttelte meinen ganzen Körper. Ich versuchte die Augen zu schließen, ich öffnete sie. Es machte keinen Unterschied. Er war immer da. Es war eine dunkle Gestalt, die mehr einem aufgerichteten Tier glich als einem Menschen. Ich kann mich an seine genaue Erscheinung kaum erinnern, aber ich hatte keinen Zweifel, dass es sich um den Teufel handelte. Hatte ich Halluzinationen? War ich wahnsinnig geworden? Ich wusste, dass dieses hämisch grinsende Wesen, das mir so viel Angst machte, keine Materie war, dass ich es nicht anfassen konnte, aber es war trotzdem real da. Ich schaltete das Licht wieder ein und zog mich an. Vielleicht würde mir das helfen. Ich zitterte am ganzen Körper. Nein, auch mit Licht konnte ich diesen Zustand nicht aushalten. Diese Nacht würde ich alleine nicht durchstehen.

Es war zwei Uhr nachts. Ich hatte mein Zimmer bei einer Bauernfamilie im Dorf. Die konnte ich nicht wecken. Einige Häuser weiter wohnte eine Frau, mit der ich öfters gegessen hatte und die ich ein bisschen kannte. Aber mitten in der Nacht irgendwo hingehen und jemanden wecken – das konnte ich einfach nicht tun. Was sollte ich bloß machen? Ich glaubte, dass ich nun verrückt geworden sei. So fühlte sich das also an! Ich hatte so viel mit sogenannten ›Verrückten‹ zu tun gehabt. Nun war ich es selber. Ich dachte daran, ob ich jetzt in die Psychiatrie müsste. Eine schreckliche Vorstellung, auf der anderen Seite würde ich mich da jedenfalls beschützt fühlen. Wenn jemand gekommen wäre, um mich in die Psychiatrie zu bringen, wäre ich bereitwillig mitgegangen. Diese Teufelsfratze machte mir furchtbare Angst. Ich würde es nicht schaffen, mit dieser Angst bis morgen früh alleine zu sein.

Ich ging aus dem Haus durch die dunkle Nacht und klopfte bei Ulla. Gott sei Dank, sie hörte mich.

Sie öffnete die Tür: »Was ist?«

»Ich habe wahnsinnige Angst«, bibberte ich. »Ich muss Stine anrufen, aber ich habe keine Telefonnummer von ihr.«

Mit Stine hatte ich gestern gearbeitet und sie hatte am Ende der Stunde zu mir gesagt: »Wenn es dir schlecht geht, rufe mich an, egal zu welcher Tageszeit. Ich habe ein großes Haus, lass es lange klingeln.« Warum hätte ich sie anrufen sollen? Ich hatte mir nicht einmal ihre Nummer notiert. Irgendwo hingen Listen mit Telefonnummern von allen Mitarbeitern.

Ulla guckte mich einen Moment an und sagte schließlich: »Ich ziehe mich jetzt an und gehe mit dir durch den Ort und wir suchen eine Liste mit den Telefonnummern, ja?«

»Ja«, sagte ich. »Wenn du das für mich tun würdest?« Wir liefen gemeinsam durch die Nacht. Es gab ein Haus, das offen war, aber wir fanden dort keine Telefonnummern.

Wir gingen weiter zu einem anderen Haus am anderen Ende des Ortes. Ich erzählte währenddessen, was mich bewegte. Es war ganz still im Ort. Man hörte nur das Klappern meiner Zähne. Ich schlotterte so am ganzen Körper, dass ich meine Zähne nicht aufeinander halten konnte. Doch während wir so gingen, ich erzählte und die Weite des Sternenhimmels sah, bemerkte ich, dass es mir etwas besser ging und ich dem Gefühl der Angst nicht mehr so total ausgeliefert war. Vielleicht würde ich diese Nacht auch durchstehen, ohne Stine anzurufen. Wir fanden die Telefonnummer nicht. Ich sagte Ulla, dass es vielleicht auch ohne Anruf ginge. Ich würde mich etwas besser fühlen.

»Dann gehen wir erst mal zu mir und ich koche uns einen Tee«, meinte sie.

Ja, das war gut. Alleine sein wollte ich auf gar keinen Fall. Wir setzten uns in ihr Zimmer, tranken Tee und ich erzählte. Ich hatte zwar noch höllische Angst, die Augen zu schließen, aber so im Gespräch mit jemandem konnte ich es aushalten.

Nachdem wir zwei Stunden miteinander gesprochen hatten, meinte Ulla, sie würde gern noch ein bisschen schlafen. Ob das ginge? Ich wollte bei ihr bleiben, auf keinen Fall alleine sein.

Ich setzte mich auf das Sofa, ließ das Licht an und hörte mit Kopfhörern einen Vortrag auf Kassette: »Über Licht und Schatten.« Ja, ich glaubte, so könnte ich es aushalten bis zum Hellwerden. An Schlafen oder auch nur Augenschließen war nicht zu denken. Aber ich war froh, dass es so ging. Wenn die Nacht vorbei wäre, dann würde es sicher besser werden. Ich überlegte, wie ich wieder nach Hause kommen könnte. Ich könnte nicht mehr alleine Zug fahren. Vielleicht könnte mich jemand begleiten. Auch diese Nacht ging irgendwann zu Ende.

Morgens ging ich in mein Zimmer, machte mich ein bisschen frisch und ging dann wieder zu Ulla zum Frühstück. Als Ulla den Tee ausgeschenkt hatte, sagte sie plötzlich: »Das kann nichts Schlimmes gewesen sein, was du heute Nacht erlebt hast. Schau mal in den Spiegel. Du siehst unverschämt gut aus.« Das hatte ich auch bemerkt. Als ich mir die Zähne geputzt und mich im Spiegel gesehen hatte, war auch mir aufgefallen, dass meine Augen ungewöhnlich leuchteten.

Als es Tag wurde, besserte sich mein Zustand. Die Angst wich etwas zurück und ich konnte wieder alleine sein. Um zwölf Uhr hatte ich heute sowieso eine Stunde bei Stine. Bis dahin würde ich es aushalten. Nachdem wir uns begrüßt und hingesetzt hatten, sagte sie zu mir: »So, jetzt kommst du.«

Da brach bei mir so etwas wie ein Staudamm und ich heulte und heulte und heulte. Geschüttelt vom Weinen erzählte ich, was ich erlebt hatte.

Als ich vom Teufel erzählt hatte, sagte sie: »Endlich durfte er sich zeigen. Endlich konnte das Böse in dir sichtbar erscheinen.« Das Böse in mir, das war es also. Sie fragte weiter: »Warum hast du mich nicht angerufen? Ich hatte dir extra gesagt, dass du mich anrufen sollst, wenn es dir schlecht geht. Ich hätte dir gesagt, dass du nicht verrückt bist. Es ist normal, irgendwann so eine Art von Grenzerlebnis zu haben. Man übertritt im Geistigen eine Schwelle. Aber die Schwelle ist bewacht und da muss man dran vorbei. Du bist deshalb in keiner Weise verrückt, höchstens wörtlich ›verrückt‹ aus der Alltagswelt. Sag, wie sah er aus, der Teufel, den du gesehen hast?«

Wie hatte er ausgesehen? Ob ich mich traute, diesen Teufel noch einmal vor meinem inneren Auge erstehen zu lassen? Ich traute mich. Und was entdeckte ich zu meinem Erstaunen? Sooo gefährlich fand ich ihn gar nicht mehr. Er sah ein bisschen aus wie der gestiefelte Kater. Ich musste gar nicht mehr so viel Angst haben. Ich sollte seinen Gesichtsausdruck nachmachen. Auch das noch! Ich sagte, ich könne das nicht, aber ich versuchte es dann trotzdem.

»Das dachte ich mir fast«, meinte Stine, »er hat hämisch gegrinst. Endlich hat er dich erwischt.«

An diesem Abend war ich ungeheuer erschöpft, als hätte ich eine Woche nicht geschlafen. Aber ich hatte nicht mehr das Gefühl verrückt zu werden, ich dachte nicht mehr, dass ich Psychopharmaka brauchte und hatte auch keine Bedenken mehr, ob ich die Zugfahrt nach Hause alleine bewältigen könnte. Ich konnte ohne Furcht die Augen schließen und gut schlafen.

Einige Tage später saß ich im Zug und fuhr wieder nach Hause. Ich war nur zwei Wochen dort geblieben. Aber es war so viel geschehen und es hatte sich so vieles verändert, dass ich das Gefühl hatte, ich wäre eine Ewigkeit fort gewesen. Gerrit und Marike freuten sich, dass ich wieder da war. Die Situation zu Hause war wesentlich entspannter als vor meiner Reise. Ich hatte diesen bösen Brief, den ich in der ›Teufelsnacht‹ geschrieben hatte, gleich am nächsten Morgen in den Briefkasten gesteckt. Am nächsten Tag hatte ich Gerrit angerufen und ihm erzählt, dass ich ihm einen Brief geschickt hätte und ihn bitten würde, ihn nicht zu öffnen. Er hatte es nicht getan und gab mir den Brief zurück, als ich nach Hause kam. Ich war froh darüber. Wir hatten etwas Abstand voneinander und konnten neu aufeinander zugehen.

Ich hatte ihn nach wie vor unglaublich gern, aber ich wusste, es würde ein schwieriger Weg miteinander werden. Dennoch hatte ich wieder Hoffnung, dass es überhaupt gehen könnte. Ich arbeitete noch nicht. Ich brauchte etwa zwei Wochen, bis ich das Gefühl hatte, wirklich zu Hause anzukommen. Ich verbrachte wieder meine Tage mit Marike. Aber die Zeit ging nicht so zäh und schwer dahin wie im Sommer. Ich konnte wieder Freude an meiner Tochter haben. Ich spürte, dass ich weder meine Kraft noch meine Stabilität schon zurückhatte. Aber was ich zurückgewonnen hatte, war mein Wille zum Leben. Ich wusste, dass dieser zweiwöchige Aufenthalt nicht ausreichend gewesen war, um mich vollständig wiederherzustellen, dass nur ein Anfang gemacht war. Ich musste weiter an mir arbeiten und brauchte weiter Hilfe, das war mir klar. Mein wiederentdeckter Lebenswille äußerte sich so, dass ich mir sagte: »Ich brauche jetzt Hilfe. Und ich hole mir, was ich brauche. Und das Beste ist gerade gut genug für mich.« Bescheidenheit war immer ein hoher Wert für mich gewesen. Aber das schien mir in dieser Beziehung nicht mehr richtig am Platze zu sein. Alles in meinem Leben schien sich zu verändern. Es blieb nichts mehr, wie es war. Alles, was gegolten und getragen hatte, galt und trug nicht mehr. Ich fühlte mich in einem totalen Umbruch. Vieles ging in mir nach wie vor sehr durcheinander.

Oft plagten mich Schuldgefühle. Warum hatte ich meinem Kind keine Möglichkeit zum Leben geben können? Warum hatte es sich zurückgezogen? Ich hatte mich nie schützen können und ich hatte auch mein Kind nicht geschützt. Es kamen so viele und neue Gedanken. Auch mein Weltbild stürzte völlig zusammen wie ein Kartenhaus. Es trug mich nicht. Das war entsetzlich. Ich hatte so viel gearbeitet und mich bemüht, um zu diesem Weltbild zu kommen. Nun stellte sich heraus, dass alles falsch zu sein schien. Ich wollte mich um meine eigene Entwicklung kümmern und hatte das Gefühl, dass das bitter nötig sei. Ich hatte immer viel nach außen und für andere getan. Nun musste ich etwas für mich tun.

Ich fing wieder an zu arbeiten und stellte erfreut fest, dass es mir wieder möglich war. Ich konnte mit den Begegnungen wieder fertig werden und spürte, dass ich in mir wieder etwas gefestigt war. Aber ich fühlte mich bei meiner Arbeit nicht mehr wohl. Es war so viel für mich geschehen, dass ich mich nicht mehr am richtigen Platz fühlte. Meine Kollegen und Kolleginnen waren mir fremd geworden. Ich war froh über diese Arbeit in unserer Initiative gewesen, aber sie passte jetzt nicht mehr zu mir. Dazu kam mein Gefühl, dass ich sehr viel Zeit für mich benötigen würde, die ich durch meine Pflichten mit Berufstätigkeit und Kind gar nicht bekommen könnte. So entschloss ich mich nach einigem Hin und Her, meine Arbeit zum ersten März zu kündigen. Ein halbes Jahr wollte ich mir Zeit für mich nehmen, um an mir zu arbeiten. Das konnte ich mir gerade leisten von meinem angesparten Geld. In diesem halben Jahr würde sich dann hoffentlich ergeben, wie es beruflich für mich weitergehen könnte.

Ich spürte keine besondere Traurigkeit bei meinen Kollegen über meinen Entschluss. Ich glaube, es war einfach für alle spürbar, dass wir uns etwas auseinander entwickelt hatten. Für meine Beziehung zu Gerrit würde meine Kündigung sicher Folgen haben. Das gab mir etwas zu denken, aber es hielt mich nicht zurück, das zu beschließen, was ich für richtig hielt. Die Arbeit hatte uns sehr miteinander verbunden. Wir sprachen viel über sie und empfanden es beide als Bereicherung, unsere Gedanken und Ideen immer austauschen zu können. Die Arbeit hatte viel Gemeinsamkeit geschaffen. Wie würde es wohl werden, wenn wir diesen gemeinsamen Bereich nicht mehr hatten?

Ich zog mich sehr zurück. Ich war immer mit vielen Menschen verbunden gewesen, hatte Kontakte gepflegt und häufig waren Fäden bei mir zusammengelaufen. Jetzt erst wurde mir bewusst, wie viel Kraft mich das gekostet hatte. Ich hatte immer selbstverständlich so gelebt und nie darüber nachgedacht, was ich von mir dabei auch ständig weggegeben hatte. Jetzt tat ich etwas, das für mich völlig neu war: Ich überprüfte, welche Menschen mir gut taten und welche mich Kraft kosteten. So ließ ich viele Menschen meines bisherigen Freundes- und Bekanntenkreises hinter mir. Ich musste jetzt für mich sorgen, ich hatte nicht mehr so viel abzugeben.

Ich hatte eine unbändige Sehnsucht nach meinem Kind. Oft fragte ich mich, ob diese denn nie aufhören würde. Ich hatte das Gefühl, dass es immer schlimmer würde. Früher hatte ich geglaubt, dass man sehr traurig und betroffen sei, wenn man einen lieben Menschen durch den Tod verliert. Aber dann würde es mit jedem Tag besser werden. Ich erkannte, dass das nicht zutraf. Es gab einen anderen Rhythmus. Die Sehnsucht und die Traurigkeit taten immer mehr weh! So gerne hätte ich irgendwie ein Zeichen von meinem Kind gehabt. Aber ich erlebte nichts dergleichen. Von Anfang an hatte ich das Gefühl gehabt, dass das Kind weit entfernt war. Ein halbes Jahr nach dem Tod unserer Tochter hatte ich einen Traum, der mich auf eine andere Weise wieder auf das Thema Kinder zurückführte.

> *Ich fuhr im Bus mit fremden Menschen zusammen. Eine Frau hatte ein Kind auf dem Arm, das etwa ein halbes Jahr alt war. Das Kind weinte. Da sagte jemand von den Menschen im Bus: »Am liebsten möchten so kleine Kinder immer bei der Mutter sein. Mal sehen, ob das Kind auch noch weint, wenn es bei der Mutter ist.« Dieser Mensch meinte, ich sei die Mutter des Kindes. Ich dachte bei mir: »Die Leute wissen gar nicht, dass ich nicht die Mutter bin und das Kind nur geliehen oder zu beaufsichtigen habe.«*

Als ich wach wurde, konnte ich mit diesem Traum nicht viel anfangen, aber im Laufe der Zeit wurde mir bewusst, dass man jedes Kind nur geliehen oder zu beaufsichtigen hat. Es gibt keinen Besitz und auch kein Anrecht darauf, wie lange ein Kind bei mir bleibt.

Es kam die Weihnachtszeit. Weihnachten machte den Schmerz noch schmerzhafter. Ich fühlte mich entsetzlich einsam. Gerrit wollte nicht mit uns Weihnachten feiern. Das war ihm zu viel Verbindlichkeit und Familie. Er fuhr zu seiner Mutter. Marike fragte mich einmal, wenn unser Baby jetzt im Himmel sei, ob sie dann auch im Himmel gewesen sei, bevor sie geboren wurde. Was sollte ich darauf bloß antworten? Doch sie wollte gar keine Antwort von mir hören. Denn gleich sprach sie weiter: »Wenn ich im Himmel war, dann müsste ich ja Maria, Joseph und das Jesuskind kennen.« Sie strengte sich merklich an, sich zu erinnern, doch dann meinte sie: »Als ich kam, da wusste ich es noch, aber dann habe ich es vergessen.«

Ich hatte mich also entschlossen zu kündigen und wollte eine bestimmte Zeit für meine eigene Entwicklung nutzen. Aber wie sollte ich das am besten tun? Ich wollte etwas tun an mir, für mich und ich suchte nach einer Möglichkeit oder einem Menschen, der mich dabei unterstützen könnte. Eine Freundin erzählte mir von einer biographischen Beratung, bei der sie mitarbeiten würde. Ich hatte Vertrauen, dass das, was sie tat, gut war, und ich sagte ihr, dass ich eventuell auch Interesse daran hätte. Ich bekam einen Brief von diesem Berater. Darin schilderte er sehr deutlich seine Bedingungen, unter denen er mit jemandem zusammen arbeiten würde. Er hatte klare Forderungen, zu denen man Ja sagen musste, um überhaupt mit dieser Beratungsarbeit anfangen zu können. Aber diese Klarheit in den Forderungen gefiel mir auch. Ich wollte ja schließlich etwas erreichen. Ich wollte über diese riesige Mauer kommen, die immer noch vor mir stand. Sie schien mir immer noch unüberwindbar. Also, wenn überhaupt eine Möglichkeit bestehen sollte, es zu schaffen, dann müsste ich mich schon fordern lassen. Außerdem schlug er als Zeitrahmen ein halbes Jahr vor. Das passte doch irgendwie zusammen. Ein halbes Jahr hatte ich mir selber auch vorgenommen und ich sagte zu. Mindestens eine Stunde am Tag musste ich mich dieser Arbeit widmen und ihm jede Woche einen Brief schreiben.

Ich ging auch weiter zu der Gruppe der verwaisten Eltern. Gerrit kam schon lange nicht mehr mit. Er wollte von dem Thema nichts mehr hören. In der Gruppe waren sowieso fast nur Frauen. Die Pastorin fragte mich bei einem Treffen, ob ich mein Kind beerdigen konnte. Das traf eine schwache Stelle bei mir. Nein, das hatte ich nicht getan, und immer mehr plagte mich das Gefühl, dass dies nicht in Ordnung war. Für jeden anderen Menschen gab es doch auch eine Trauerfeier und man verabschiedete ihn würdevoll von dieser Welt. Warum hatte ich das bloß nicht getan? Ich empfand es als unverzeihliches Versagen. Mir fiel wieder ein, wie gut es mir getan hatte, die Beerdigung von Frau Gerken zu gestalten. Ich hatte dem Pastor dazu verholfen, dass er eine Ansprache halten konnte, die diesem Menschen und seinem Leben gerecht wurde. Es hatte mir ein Gefühl der Zufriedenheit gegeben, dass alles schön und würdevoll war. Das hätte ich doch für meine Kinder auch gern getan! Aber ich war einfach weggegangen, hatte sie im Stich gelassen. Niemand hatte sie auf ihrem Weg in die geistige Existenz begleitet. Ich fühlte, dass ich etwas unterlassen hatte. Aber ich konnte es jetzt nicht mehr ändern. Es war ein Punkt, der mich sehr traurig machte. Mir kam der Gedanke, dass ich mich vielleicht irgendwann einmal im Bereich von Tod und Sterben engagieren wollte. Dann könnte ich vielleicht etwas wieder gutmachen, was ich an meinen Kindern versäumt hatte.

Im Januar fuhr ich mit Marike zu einer Mutter-Kind-Kur.

Wir hatten einen Platz in einem Heim an der Nordsee bekommen. Es war so kalt wie selten in diesen Breiten. Durch den Wind wurde die Kälte so eisig, dass wir kaum unsere Kinder zum Spielen in das Kinderhaus bringen konnten. Ich fühlte mich ein bisschen fehl am Platz unter diesen vielen Frauen mit ihren Kindern. Es war eine Mutter-Kind-Kur und fast alles drehte sich um das Muttersein und um die Kinder. Ich versuchte gerade, meine Sehnsucht nach einem Kind zu überwinden, und war nun ständig mit dem Mutter-Kind-Thema konfrontiert. Es war, als hätte ich mich in ein Wespennest gesetzt und lasse mich ständig stechen. Ich versuchte, die Zeit, die ich jetzt für mich hatte, zum Lesen zu nutzen. Meine Aufmerksamkeit blieb an einem Text über Gnade hängen. Der Text sprach mich an und ich schrieb ihn mir in mein Buch ab. Er handelte davon, dass Gnade sich ereignet, wenn man sie nicht erwartet, wenn es am dunkelsten ist, wenn man am schlechtesten dran ist. Ich fühlte mich hier sehr unwohl, aber ich hoffte, dass sich für mich einmal Gnade ereignen würde.

Durch die ungewöhnliche Kälte wurden fast alle Kinder krank. Auch Marike fing in einer Nacht an zu spucken. Jedes Spucken, jedes Fieber versetzte mich immer noch in Panik. Mit überwältigender Macht war die Angst wieder da, dass mein Kind sterben würde. Die Angst saß immer dicht unter der Oberfläche und jeder kleine Anlass brachte sie nach oben. Marike wurde sehr, sehr krank. Sie hatte hohes Fieber, so dass sie nachts selbst mich nicht mehr erkannte. Der Arzt kam und stellte eine schwere beidseitige Lungenentzündung fest.

Ich war völlig fertig. Ich hatte doch gewusst, dass sie sterben würde. Nun war es also so weit! Marike saß auf meinem Schoß. Ich konnte sie kaum halten. Mir kamen die Tränen. Marike bemerkte es, gab mir einen Kuss, aber gleich sackte ihr Kopf wieder weg und sie schlief wieder ein. Nach dem Besuch des Arztes war es für mich, als wäre ein Geschwür geplatzt und der ganze Eiter käme heraus. Ich weinte und konnte endlich auch einer Mitarbeiterin erzählen, dass ich meine anderen beiden Kinder verloren hatte und dadurch bei jeder Krankheit so große Angst hätte. Vorher hatte ich mich bei den Müttern nie getraut, über den Verlust meiner Kinder zu sprechen. Ich hatte das Gefühl gehabt, es niemandem zumuten zu können.

Nachdem ich mich ausgeweint hatte, ging es mir erstaunlich gut. Obwohl Marike noch zwei Tage und Nächte so krank war, dass ich das Gefühl hatte, dass sie ganz woanders weilte, wusste ich, dass sie es schaffen würde. Alles andere machte mir nichts aus. Ich blieb zwei Wochen Tag und Nacht mit ihr in unserem Zimmer. Das Essen wurde uns gebracht.

Ich saß immer bei ihr und beobachtete, fast als sei es ein Wunder, wie sie atmete. Das hatte ich auch in der Nacht getan, als sie geboren wurde. Ich hatte ein Gefühl, als hätte ich sie noch einmal geboren. Und von dem Moment an konnte ich glauben, dass sie bei mir bleiben würde. Ich spürte eine so tiefe Verbundenheit mit ihr, dass mir in diesem Moment im Leben nichts fehlte. Ich hatte das Gefühl, alles gewonnen zu haben. Es machte mir überhaupt nichts aus, mit ihr zwei Wochen ununterbrochen im Zimmer zu sein. Im Gegenteil, es machte mich glücklich, sie gesundpflegen zu dürfen. Das war für mich Gnade.

Ich war in meiner Not reich beschenkt worden. Wochenlang klang die Melodie in meinem Ohr: ›Allein Gott in der Höh sei Ehr und Dank für seine Gnade.‹ Als Marike wieder gesund war, ging ich wieder am Strand spazieren. Zwei Wochen waren vorübergegangen, ohne dass ich einmal draußen war. Der Kälteeinbruch war vorüber. Der Strand war voller Eisschollen und alles glitzerte wie Kristalle. So wie die Natur sich vollkommen verändert hatte, so fühlte auch ich mich völlig verändert. Ich spürte eine unendliche Liebe zu meiner Tochter. Diese zwei Wochen hatten mir so viel Glück und Freude gebracht. Ich schämte mich, dass ich noch vor gar nicht langer Zeit mein Leben hätte wegwerfen können.

Gerrit freute sich, als wir aus der Kur zurückkamen. Er hatte für Marike und mich ein Geschenk gekauft. Wir mochten uns gern und hatten beide so viel guten Willen, aber es war dennoch schwierig, im Alltag miteinander zu leben. Nur selten gab es Momente, in denen wir unsere Schwierigkeiten überwinden konnten und uns wirklich gut verstanden. Aber es gab diese Momente. Doch im Wesentlichen war es so, dass ich alles verarbeiten wollte, reden wollte, während Gerrit seine Ruhe haben wollte. Er wurde sehr depressiv und oft krank. Manchmal hatte ich Angst um ihn. Ich wusste nicht, zu was er in der Lage sein konnte. Ich wollte ihm gerne helfen, aber ich konnte es nicht. Jeder Versuch, etwas zu sagen oder auch ihm etwas Gutes zu tun, brachte Nähe, und Nähe wollte er nicht. Er stieß alles zurück. Das tat mir wiederum weh. Gerrit brachte das wiederum Schuldgefühle, mir nicht genügend zu helfen, aber er fühlte, dass er es nicht konnte. Dann reagierte er abweisend und zornig, und so ergab sich ein furchtbarer Kreislauf. Bestenfalls lebten wir jeder unser Leben und hatten wenig Berührungspunkte. Wenn es Berührung gab, gab es fast immer auch Verletzungen und Schmerz.

Ich hatte während der Kur mit der Beratungsarbeit angefangen und die ersten Briefe geschrieben und erhalten. Ich merkte sofort, dass das keine Freizeitbeschäftigung war, sondern harte Arbeit. Ich hatte mein Leben nach gewissen

Aufgaben und Rhythmen angeschaut, und das war eine umfangreiche Arbeit gewesen. Jetzt wurde Marike wieder krank. Die Lungenentzündung war mit Antibiotika unterdrückt worden und nun machte der Körper bei einer schweren Bronchitis noch einmal etwas Ähnliches durch. Die Frau, die ich noch betreute, wurde total verrückt, und ich ging täglich zu ihr mit der Hoffnung, eine Einweisung in die Psychiatrie zu verhindern. Außerdem sollte ich jeden Tag mindestens eine Stunde für meine Beratungsarbeit am Schreibtisch sitzen.

Es war alles überhaupt nicht zu schaffen. Ich fühlte mich zu schwach und hatte das Gefühl, dass ich eine Grippe bekommen würde und mich ausruhen müsste. Dann wurde Gerrit auch krank. Er wurde immer krank, wenn ich schwach war. Er hatte Fieber und legte sich erst einmal ins Bett, so dass alles an mir hing. Mein Berater hatte nur wenig Verständnis für meine schwierigen Lebensumstände und dafür, dass ich kaum Zeit fand, an meinen Briefen zu arbeiten. Ich hatte ja schon angedeutet, dass er absolut konsequent mit seinen Forderungen war. Aber ich konnte sie kaum erfüllen. Er kündigte mir sogar die Zusammenarbeit auf, weil einmal ein Brief von mir zu spät kam und es mit mir keinen Zweck hätte. Aber ich wollte weitermachen, obwohl ich diesen Druck fast unerträglich fand, und er nahm die Arbeit mit mir wieder auf.

Ich bekam durch diese Beratungsarbeit auf viele Dinge eine neue Sicht. Er schrieb mir, dass mein Kind vielleicht krank werden musste, damit für mich keine Zeit wäre für andere Prozesse. Diese schwierigen äußeren Lebensumstände, diese Hindernisse sollte ich mir selber eingefädelt haben? Die Beratungsarbeit stellte so vieles auf den Kopf von dem, was ich bisher gedacht hatte, wie ich bisher gelebt hatte. Ich beschäftigte mich sehr damit, was meine Aufgabe sei.

Was hatte ich mir vorgenommen für dieses Leben? War ich dabei, es zu finden oder zu erfüllen? Oder verpasste ich es? Verschlief ich es? Der Satz, der mich über Jahre beschäftigte wie kein anderer, war: ›Dein Wille geschehe.‹ Ich hatte immer nach meinem Willen gelebt, nach meinen Wünschen und Vorstellungen. Mein Wunsch war es gewesen, eine große Familie zu haben. Was war denn ›Dein Wille‹? Offensichtlich nicht die große Familie, denn sonst hätte das Schicksal mir nicht so viele Hindernisse in den Weg gestellt.

Ich führte häufig ein inneres Zwiegespräch darüber, was es bedeuten würde, das Leben in den Dienst Gottes zu stellen. Zu welchen Opfern müsste ich dann bereit sein? Ich hatte nie viel Selbstvertrauen gehabt und immer versucht, eher unauffällig zu leben. Zum ersten Mal konnte ich erkennen, dass ich gute Fähigkeiten und Qualitäten mitgebracht oder entwickelt hatte. Die hatte mir der liebe Gott sicher nicht nur gegeben, damit ich mich daran erfreuen könnte, sondern damit ich mit ihnen etwas tun würde. Aber was? Wo könnte ich meine Fähigkeiten am besten einsetzen, dass es für mich und für die Allgemeinheit am sinnvollsten wäre?

Mein Selbstwertgefühl machte eine starke Veränderung durch. Ich musste zugeben, dass ich mein Licht häufig unter den Scheffel stellte. Ich hielt das für Bescheidenheit und damit für eine Tugend. Aber ich entdeckte langsam, dass es auch eine andere Seite hatte, nämlich, dass ich der Welt nicht das gab, was ich geben konnte. Diese Zurückhaltung schützte mich auch vor Verantwortung und davor, mich angreifbar zu machen.

Die Frage, was ›Dein Wille‹, Gottes Wille für mein Leben sei, beschäftige mich permanent. Ich arbeitete mein bisheriges Leben auf mit dem Wunsch, darin so etwas wie eine Linie, einen roten Faden zu erkennen. Diese Linie würde mich vielleicht weiterführen zu dem Willen Gottes für mein

Leben. Ich bekam auch eine Ahnung davon, dass es sich nicht um ein passives Empfangen handelte, sondern dass ich das Meinige dazu tun musste, damit dieser höhere Weg entstehen könnte. Ich wollte mein Leben in den Dienst Gottes stellen. Aber was hatte ich denn überhaupt zu geben? Konnte Gott mich überhaupt so, wie ich war, gebrauchen? Mit all meiner Schwäche? Mit all meinen Unzulänglichkeiten? Mit all den Gedanken und Schmerzen, die um mein eigenes Leben kreisten? Ich wusste nicht, ob ich überhaupt ein nützlicher Mitarbeiter sein konnte. Aber ich wollte es versuchen.

Ich war in einem großen inneren Umbruch. Nichts schien mehr richtig zu sein von dem, was ich bisher gedacht hatte. Anfangs war das total niederschmetternd für mich. Es gab mir das Gefühl, dass ich bisher alles im Leben falsch gemacht hätte, dass ich mein Leben vertan hätte. Ich hatte in dieser Zeit einmal einen Traum, dass ich aus einzelnen Buchstaben einen Satz zusammenstellen sollte. Mein Satz lautete:

Ich bitte inständig darum, meinen Geist zu verändern.

Ich suchte ein neues Verhältnis zur Kirche. Ich schwamm so furchtbar im Leben und fühlte mich ohne Grund und Boden. Häufig ging ich in die Kirche. Ich hörte viele Dinge dort ganz neu. Ich verstand Gedanken, die ich früher überhaupt nicht begriffen hatte. Aber ich konnte kein wirkliches Gefühl eines festen Bodens oder einer geistigen Heimat finden. Es fehlte mir die Tiefe, und viele meiner Erfahrungen waren durch das kirchliche Weltbild nicht erklärbar und auch nicht möglich. Meine inneren und äußeren Erfahrungen konnte ich mir nicht ausreden lassen.

Die Beziehung zu Gerrit war ein ständiges Ringen. Ich veränderte mich stark, aber das war unaufhaltsam und ging nicht anders. Er wusste nicht, ob er mit mir, so verändert wie ich jetzt war, noch zusammenleben wollte. Manchmal sagte er klar, das könne und wolle er nicht und er würde ausziehen. Dann sagte er wieder, er bräuchte Zeit und müsse sich das überlegen. Ich konnte nur selten noch wirklichen Kontakt zu ihm finden. Ich machte ihm Vorwürfe, dass er sich zurückzog. Er verschloss sich immer mehr. Seine Kollegen riefen mich an, ob ich nicht versuchen könnte, mit ihm zu reden. Sie könnten nicht mehr an ihn herankommen. Er würde vollkommen ›dichtmachen‹. Wie sollte ich mit ihm darüber reden? Ich empfand mich als den denkbar ungeeignetsten Menschen dafür. Ich hatte so viel Hoffnung gehabt, dass jemand anderes mit ihm reden und uns aus diesem Gefängnis heraushelfen könnte, das wir uns selbst gebaut hatten. Aber die anderen konnten es anscheinend auch nicht.

Ich musste mich von seiner Abweisung und seinem verletzenden Verhalten unabhängiger machen. Das war harte Arbeit für mich. Ich war in meinem ganzen Denken und meinem Lebensgefühl sehr partnerschaftsbezogen. So kannte ich es von meinen Eltern und so steckte es einfach in mir drin. Es fiel mir unglaublich schwer, mich davon zu lösen und mein Lebensgefühl mehr aus mir selbst heraus zu beziehen und nicht aus der Harmonie mit dem Partner.

Ich bemerkte in dieser Phase auch, wie stark die Werte und Normen meiner Kindheit noch in mir verankert waren. Ich lebte selbständig, seit ich sechzehn Jahre alt war, und ich war äußerlich sehr früh unabhängig von meinen Eltern gewesen. Aber ihre Werte steckten noch ganz tief in mir. Es war wichtig, eine ordentliche Familie zu haben. Ich war in dieser Hinsicht ein totaler Versager. Kinderreichtum würde ich nie vorweisen können. Ich hatte jetzt schon wieder einen Mann, der keine Kinder wollte, der keine Familie wollte, der nur ein bisschen an meinem Familienleben teilnehmen wollte. Und auch darüber war er sich nicht mehr sicher. Ich spürte mit Schrecken, wie sehr ich immer noch versuchte, es meinen Eltern recht zu machen, ihr Kind zu sein, das die Erwartungen erfüllt. Aber ich hatte keine Chance mehr dazu. Mein Leben war von äußeren, traditionellen Gesichtspunkten aus betrachtet ein einziger Scherbenhaufen. Da konnte ich nichts mehr kitten oder überspielen. Das war für alle sichtbar. Ich wusste nicht, wie Gerrit sich entscheiden würde. Selbst wenn er bei uns bleiben würde, war die Frage, für wie lange. Unabhängig von seiner Entscheidung fühlte ich mich als Alleinstehende mit Kind. Das war in der familiären und dörflichen Tradition, in der ich aufgewachsen war, keine Lebensform, sondern ein Unglück.

Ich lernte jedoch durch einen entsetzlich schwierigen und schmerzhaften Prozess, mehr zu mir selbst zu stehen. Die Beratungsarbeit half mir dabei sehr. Es wurden mir da Dinge deutlich gesagt, die mich vollkommen niederschmetterten. Manchmal fragte ich mich, ob ich mir diese Härte eigentlich antun müsste. Aber ich hatte nichts mehr zu verlieren und konnte nur gewinnen.

Einmal saß ich in meinem Zimmer und meine Traurigkeit wurde wieder so übermächtig. Ich sprach in Gedanken zu mir selbst und fragte mich: Warum bist du jetzt so traurig? Und meine eigene Antwort war: Ich wollte diesem Kind meine ganze Liebe geben und nun ist keiner da, der sie haben will. Und dann dachte ich: Du musst dir diese Liebe selber geben. Du musst so gut, so liebevoll und fürsorglich mit dir selber umgehen, wie du es mit deinem neugeborenen Kind getan hättest. Das war ein neuer Gedanke für mich. Ich hatte immer für andere gesorgt. Ich musste Mutter und Kind in einem werden. Ich versuchte, mich nicht mehr nach den Erwartungen irgendwelcher Menschen oder Normen zu richten, sondern nach dem zu leben, was ich als gut und richtig erkennen konnte.

Marike fühlte sich sehr zu kleineren Kindern hingezogen. Einmal fragte sie, ob wir nicht noch ein Baby bekommen könnten. Schweren Herzens sagte ich, dass wir jetzt wohl warten müssten, bis sie selbst so groß wäre, dass sie ein eigenes Baby bekommen könnte. Dann fragte sie unter Tränen, warum sie denn unser Baby nicht sehen durfte. Warum hatte sie es eigentlich nicht sehen dürfen? Was hätte ich jetzt darum gegeben, wenn ich es ihr noch zeigen könnte. Wie gerne würde ich es ihr zeigen! Wie gerne wäre ich mit ihr und Gerrit und dem Kind noch beisammen gewesen! Ich hatte alles falsch gemacht. Immer wieder, auch in solchen Momenten, hatte ich die Idee, dass ich später mal etwas mit meinen Erfahrungen machen wollte, um anderen Menschen zu helfen, es besser zu machen als ich.

Eine neue Erfahrung war für mich, dass ich durch Marike den Waldorf-Kindergarten kennen lernte. Ich hatte sie dort in den Kindergarten gegeben, weil ich das Gefühl hatte, dort sei mein Kind gut aufgehoben. Aber eigentlich hatte ich nicht gewusst, wie dort gearbeitet wurde und was die Hintergründe dafür waren. Marikes Kindergärtnerin fragte mich, ob ich ab und zu im Kindergarten mit aushelfen könnte. Das wollte ich gerne tun. Der Kindergarten öffnete in mir vollkommen neue Welten. Ich fühlte dort etwas wie ein Zuhause. Alles war schön. Wo man hinschaute, es war eine Freude für das Auge. Mir wurde warm ums Herz in dieser wohltuenden Atmosphäre. Hier war der erste Ort, an dem ich empfand, dass so mit Kindern gelebt wurde, wie es meinem inneren Gefühl entsprach.

Ich hatte als Erstes eine Ausbildung zur Erzieherin gemacht. Ich war immer unglücklich damit gewesen, weil ich nicht sehen konnte, welche Werte dahinterstanden, wo die Erziehung von Kindern denn hinführen sollte. Ich hatte meine Lehrer gefragt, aber sie verstanden meine Fragen nicht. Ich hatte mich mit diesen Fragen immer einsam gefühlt. Der Waldorf-Kindergarten war wie eine Antwort auf das, was ich nicht hatte formulieren können. Warum hatte ich das bloß nicht fünfzehn Jahre früher gefunden? Ich war froh, dass Marike dort war und ich jetzt daran teilhaben konnte.

Immer war es auch ein Thema für mich, wie es beruflich weitergehen sollte. Mit der Sozialarbeit war es vorbei, das war keine Frage. Meine Gedanken gingen immer mehr in die Richtung, vermehrt Yogakurse anzubieten und mich damit selbständig zu machen. Ich hatte in unserer Wohnung ein riesiges Wohnzimmer. Wofür brauchte ich ein Wohnzimmer? Ich dachte daran, die Möbel wegzugeben und es als Unterrichtsraum zu nutzen. Als ich anfing, darüber zu sprechen, wurde ich von allen Seiten dazu ermuntert. Viele Menschen sagten mir, da hätten sie mich sowieso immer gesehen, ich hätte eine große Begabung dafür und das solle ich doch tun. Auch ich hatte dieses Ziel für mich gesehen, aber in weiter Ferne. Wenn ich mal alt und weise werden sollte, dann wollte ich eine gute Yogalehrerin werden. Ich war überrascht und auch etwas ängstlich, dass das so früh kommen sollte. Aber es sah nun danach aus.

Ich hatte Existenzängste bei diesem Gedanken, vor allem, wenn Gerrit ausziehen würde. Ob ich dann mit den Kursen so viel Geld verdienen könnte, dass ich mit Marike davon leben könnte? Ich wusste, was zum Selbständigsein gehörte. Es fing schon damit an, dass die Krankenkasse sehr viel Geld von mir haben wollte. Wenn Gerrit ausziehen würde, müsste ich die ganze Miete alleine tragen. Das alles machte mir furchtbar viele Sorgen. Schließlich hatte ich auch noch Marike und ich konnte nicht von morgens bis abends arbeiten.

Aber ich spürte, dass dieser Weg geebnet wurde, und für den Rest musste ich Mut haben und hineinspringen. Ich gab die Wohnzimmermöbel weg, Gerrit schenkte mir einen dicken weißen Wollteppich für das Zimmer und ich hatte meinen eigenen Unterrichtsraum. Das Zimmer war viel schöner als vorher und ich hatte das Gefühl, es seiner eigentlichen Bestimmung zu übergeben. Nach den Sommerferien würde ich dort mit den Kursen beginnen.

Mit Gerrit war es nach wie vor schwierig. Er lebte immer noch nach dem Motto: ›Solange ich nichts fühle, ist auch nichts geschehen‹. Ich selber hatte im letzten Jahr sehr an meiner Trauer gearbeitet und hatte mich verändert. So war ein großer Abstand zwischen uns entstanden. Gerrit merkte, dass ich meinen Prozess ohne ihn machte. Obwohl unser Verhältnis miteinander nach wie vor getrübt war, fühlte ich mich meistens ganz gut. Das wäre früher undenkbar für mich gewesen. Da hatte die Harmonie über allem gestanden. Ich machte mich unabhängiger. Ich musste einfach meinen eigenen Weg gehen, mir selber treu bleiben, unabhängig davon, ob Gerrit mitgehen konnte oder nicht. Ich wollte schon gern den Weg mit ihm zusammen gehen, aber ich merkte, dass ich es selbst mit aller Anstrengung nicht erzwingen konnte.

Gerrit beschloss jetzt, aus unserer gemeinsamen Wohnung auszuziehen. Ein Jahr war seit unserem gemeinsamen Einzug vergangen. Ich gab meinen Widerstand auf und sagte, ich sei jetzt damit einverstanden. Es war nach wie vor eine schreckliche Vorstellung für mich, aber ich sah, dass ich ihn nicht aufhalten konnte. Ich musste meinen Weg alleine weitergehen. Durch diesen Entschluss entspannte sich die Situation. Wir mussten nicht mehr um unsere Positionen kämpfen, verstanden uns besser und kamen uns wieder näher. Ich bemerkte Gerrits Unentschlossenheit. Ich sagte, er müsse nicht ausziehen, nur weil er es einmal gesagt hatte. Wenn es jetzt anders sei, dann sei es eben anders. Er blieb! Diese Unentschlossenheit zwischen Gehen und Bleiben hatte ich doch schon einmal mitgemacht.

Der erste Todestag unseres Kindes kam. Wochen vorher spürte ich schon die Bedrängnis, die dieser Tag bringen würde. Ich ahnte, dass dieser Tag für mich schlimm würde, und wusste nicht, wie ich ihn verbringen sollte. Zu Hause würde ich darüber nicht sprechen dürfen. Gerrit wollte davon nichts hören. Aber mit ihm zusammen sein und so tun, als sei nichts, das konnte ich mir nicht vorstellen. Eine Bekannte bot mir an, dass ich in ihrer Wohnung auf einer Insel Urlaub machen könne, wenn sie selber verreist sei. Das war eine gute Sache. Geld zum Urlaub machen hatte ich natürlich nicht. Aber ich könnte am Todestag unseres Kindes dort sein. Ich richtete mich darauf ein. Ich fuhr mit Marike mit dem Rad auf die Insel. Natürlich kam aller Schmerz noch einmal auf und es war in der Fremde auch nicht einfach. Aber ich musste meine Wohnung verlassen. Ich hätte es dort mit Gerrit nicht aushalten können. Ich nahm mir eine Bibel mit, die mir gerade geschenkt worden war, und las über Elias.

Nach einem halben Jahr beendete ich wie geplant meine Beratungsarbeit. Als ich den letzten Brief geschrieben hatte, dachte ich, dass diese Arbeit das Schwierigste gewesen sei, was ich je in meinem Leben getan hätte. Alleine die Tatsache, dass ich es durchgehalten und nicht abgebrochen hatte, war ein Erfolg. Es hatte mich sehr viel Kraft gekostet, mich selbst nicht als Opfer, sondern als Gestalter meines Schicksals zu sehen. Das bedeutete, ich musste für alles, was in meinem Leben geschah, selbst die Verantwortung übernehmen. Ich hatte mich wirklich bemüht und das Beste getan, was mir möglich war, aber ich hatte immer wieder Briefe bekommen, in denen stand, ich würde nichts verstehen und hätte auch noch nie etwas verstanden oder ich würde mich wie ein Kind versorgen lassen, würde nicht ›erwachsen‹ werden wollen usw. Ich hatte mich gefordert, oft überfordert gefühlt.

Aber ich hatte es geschafft, über diese riesige Mauer zu kommen. Sie stand nicht mehr vor mir. Ich hatte mich in diesem letzten Jahr vollkommen verändert. Ich weiß nicht, ob andere Menschen es beobachten konnten, aber für mich war nichts mehr so, wie es vorher gewesen war. Ich hatte das Gefühl, jede Zelle in mir sei ausgewechselt. Mir wurde bewusst, dass es wie ein Sterben war. Es war mein eigenes Sterben gewesen. Obwohl ich noch hier war, für alle sichtbar, fühlte ich, dass der alte Mensch, der ich bis vor einem Jahr gewesen war, gestorben war, begleitet von allen Ängsten, Traurigkeiten und aller Dramatik, die dazugehörte. Ich wusste nicht genau, ob und wie so etwas sein konnte. Aber ich hatte es so erlebt. Das letzte Jahr war mein eigener Tod gewesen. Und genauso dramatisch war es auch.

Ich hatte in dieser Zeit einen Traum, dem ich nicht viel Bedeutung beimaß, den ich aber dennoch aufschrieb. Ich träumte:

> *Der Mann, bei dem ich diese inneren Reisen gelernt hatte, wollte mit mir eine Einzelführung machen. Er fragte mich vorher, ob ich einen bestimmten Wunsch hätte. Ich sagte: »Ja, ich möchte Kontakt mit Elias aufnehmen.«*

Elias war nicht mehr so stark in meinem Bewusstsein, aber trotzdem war es so, dass ich alles in mein Buch abschrieb, was ich über ihn las. Ich bekam langsam eine Ahnung, dass Elias mehr mit meinem Leben zu tun hatte, als dass er nur denselben Namen wie mein erstes Kind trug.

Ich ging immer noch in die Gruppe der verwaisten Eltern. Die wesentliche Erfahrung dabei war für mich, andere Eltern kennen zu lernen, die ein Kind verloren hatten. Es gab Eltern, die ihre Kinder vor zwanzig Jahren verloren hatten und die bei jedem Treffen weinten. Bei allen Eltern empfand ich, dass sie eine große Bürde auf ihren Schultern trugen und unter dieser Last tief gebeugt durch das weitere Leben gingen. Sie fanden einen Weg, ihr Leben zu Ende zu leben, aber sie konnten nicht wieder frei werden von ihrem Schicksal. Und jedes Mal, wenn ich diese Menschen getroffen hatte, dachte ich: Das willst du nicht! Ich wollte mich nicht für den Rest meines Lebens mit dieser Last auf den Schultern dahinschleppen, zu wenig Schmerz und Last zum Sterben, aber zu viel zum Leben. Nein, dafür fand ich das Leben zu schade! Ich wollte irgendwie darüber hinwegkommen und mich wieder frei fühlen können. Ich wollte die Erfahrungen mit dem Tod meiner Kinder nicht wegdrängen oder ungeschehen machen. Im Gegenteil: Es waren die wesentlichsten Erfahrungen meines Lebens. Diesen Stellenwert mussten sie behalten dürfen, solange es so war. Aber ich wollte so weit kommen, dass diese Verluste und diese Schmerzen nicht ständig eine Bedrückung für mich waren, sondern dass ich mich frei fühlen konnte.

Bei einem dieser Gruppentreffen kam das Gespräch wieder auf das Thema Beerdigung. Und plötzlich musste ich furchtbar weinen. Ich hatte ansonsten so viel Abstand zu dem Tod meines Kindes, dass ich darüber sprechen konnte, ohne dass ich weinen musste. Aber mit diesem Punkt konnte ich nicht gut fertig werden. Ich fühlte, dass es nicht in

Ordnung war, dass ich dieses Kind ohne Segen hatte von der Erde gehen lassen. Immer wieder quälten mich diese Gedanken und ich fühlte mich schuldig. Manchmal hatte ich daran gedacht, so eine Verabschiedung in irgendeiner Form noch nachzuholen. Aber dann redete ich mir selber diese Idee wieder aus. Der Tod lag nun ein Jahr zurück. Es war so lange her und ich empfand es als unpassend oder übertrieben, dann noch eine Verabschiedung nachzuholen. Aber als ich merkte, wie mich dieser Punkt nach so langer Zeit immer noch bewegte, dachte ich, ich müsse doch etwas unternehmen. Ich würde keine Ruhe finden. Und mein schlechtes Gewissen über mein Versäumnis würde mich immer wieder einholen.

Ich sprach mit der Pastorin, die die Gruppe leitete, darüber und wir verabredeten einen Termin. Als ich das Gespräch mit ihr hatte, war mein Kind fast vierzehn Monate tot. Immer noch war es mir peinlich, nach so langer Zeit mit so einem Anliegen zu kommen. Die Pastorin war sehr entgegenkommend. Sie erzählte mir, dass sie solch eine Verabschiedung mit einer Mutter, die ihr Kind während der Schwangerschaft verloren hatte, schon einmal gemacht hätte. Sie fand es gar nicht unangebracht. Sie sagte: »Es gibt dafür keine Form. Wir müssen uns selber ausdenken, wie es für Sie richtig sein kann.« Wir überlegten gemeinsam, wie wir diese kleine Verabschiedungsfeier gestalten könnten, und sie fragte mich, ob ich den Spruch lesen wolle, den ich einmal mit zur Gruppe gebracht hatte. Das wollte ich gern, aber ich musste ihn von zu Hause holen. Wir verabredeten uns um siebzehn Uhr an der Kirche, wenn diese für die Touristen geschlossen wurde. Ich fuhr nach Hause, um den Spruch zu holen. Marike kam gerade vom Sport zurück. Ich freute mich darüber, denn ich wollte sie gerne mitnehmen. Ich zog ihr eine neue Jacke an, setzte sie auf mein Fahrrad und sagte ihr, wir würden jetzt in die Kirche fahren und eine Feier für unser Baby halten. Gerrit fragte ich nicht, ob er mitkommen wolle. Ich dachte, er würde es sowieso niemals tun, und ich hatte Angst vor verletzenden Bemerkungen. Später habe ich es bereut, dass ich ihm nicht selbst die Entscheidung überlassen und ihn nicht wenigstens gefragt habe.

Die Pastorin hatte eine Taufkerze in das Taufbecken gestellt. Wir standen zu dritt um das Taufbecken und sie erzählte etwas. Ich kann mich nicht mehr erinnern, ich weiß nur noch, dass es um Dank an Elias ging.

Während des Gebetes fragte sie mich: »Wie hat Ihre Tochter geheißen?«

Ich antwortete: »Ich weiß es nicht.«

Sie sprach weiter: »Herr, Du kennst den Namen dieses Kindes. Wir bitten Dich, nimm es mit Elias auf in Dein Reich.«

Das tröstete mich ungemein, dass jedenfalls Gott wusste, wie mein Kind hieß. Ich hatte den Namen nicht finden können.

Nachdem wir unsere kleine Feier mit einem Segen abgeschlossen hatten, schenkte die Pastorin Marike die Taufkerze und sagte dabei: »Für das Leben.« Ja, ich wollte mich mit dem heutigen Tag wieder mehr dem Leben und der Zukunft zuwenden.

Ich hatte in der Gruppe schon vorher angekündigt, dass ich mit dieser Verabschiedung auch meine Teilnahme an der Selbsthilfegruppe beenden wollte. Ich wollte zumindest auf einer gewissen Ebene einen Schlussstrich unter meine Trauer ziehen.

Nach der Verabschiedung blieb ich noch eine Weile still in der Kirche sitzen. Es war ein solcher Friede sowohl im Raum wie auch in meinem Herzen. Lange hatte ich so etwas nicht mehr erlebt. Ich fühlte mich herausgehoben aus meinem

Alltag, wie nach einem ganz großen Fest. Ich fühlte mich tagelang wie getragen. Ich hatte die Schwere verloren, diese Zentner, die immer an mir gehangen hatten.

Der Gedanke, dass Gott jetzt meine Kinder aufnehmen und ihren Weg begleiten möge, befreite mich sehr. Ich musste nicht mehr alles allein tragen. Ich fühlte mich glücklich und einverstanden mit meinem Leben.

VI

Was hat mein Leben mit einem christlichen Geheimnis zu tun?

Diese Verabschiedungsfeier in der Kirche war ein einschneidendes Ereignis. Erst danach fühlte ich mich dem Kind näher. Bis dahin hatte ich das Gefühl gehabt, das Kind sei sehr weit weg gewesen, für mich unerreichbar.

Eines Abends saß ich allein in meinem Zimmer. Plötzlich hatte ich das Gefühl, mein Kind sei auch hier. Ich spürte eine Liebe, eine Wärme an mich herankommen, die sehr zart und behutsam war. Ich traute anfangs meiner Wahrnehmung nicht und dachte, ich hätte vielleicht die Heizung zu hoch gestellt. Aber es lag nicht an der Heizung. Immer wieder mal hatte ich das Gefühl, dass mein Kind ganz nah war. Ich spürte, dass ich diese Erfahrung erst jetzt haben konnte, nach der Verabschiedung. Zum einen war ich vorher wohl zu sehr mit mir und mit meinem Schmerz, meiner Schuld und meinen Fragen beschäftigt gewesen. Zum anderen hatte die Verabschiedung eine andere Art von geistigem Band zwischen uns geschaffen.

Das Leben wurde wieder etwas leichter. In der Beziehung mit Gerrit gab es immer Bewegung, mal ging es schlechter, mal besser, aber immer wieder fühlten wir uns einander auch richtig gut verbunden. Der Tod des Babys trat jedenfalls für das gemeinsame Familienleben in den Hintergrund, und das entlastete uns.

Auch für Marike erschien die Erfahrung mit ihrer Schwester im Alltag nicht mehr als Thema. Nur manchmal kamen für mich völlig unvermittelt Bemerkungen wie: »Nachts spiel' ich immer im Himmel mit unserem Baby.« Und dann ging sie wieder zu ihrer Beschäftigung über.

Das Thema Sterben spielte auf einer anderen Ebene eine Rolle für mich. Ich bot in meinen Kursen Abende zu diesem Thema an. Ich entwickelte Ideen für Vortragsreihen mit einem Thema wie z.B. ›Mit dem Sterben leben lernen‹ und suchte einen Träger dafür. Ich wollte eine Selbsthilfegruppe unter dem Motto ›Früher Tod‹ ins Leben rufen. Ich machte mir viele Gedanken in dieser Richtung und startete damit für mich ganz neue Aktivitäten. Ich zeigte ein starkes inneres und äußeres Engagement, wenn es darum ging, das Thema Sterben aus der Tabuzone zu holen und ins Gespräch zu bringen.

Eines Nachts hatte ich einen Traum, aus dem ich weinend erwachte. Er war so furchtbar, dass der ganze Schmerz, den ich im vorletzten Sommer in jeder Pore meines Körpers gespürte hatte, wieder voll da war, als wäre alles erst gestern gewesen. Den Tag über war mein Körper ein einziger Schmerz und ich fühlte mich in diese grausame Zeit zurückversetzt. Hatte ich es wirklich geschafft, damit fertig zu werden? Ich bekam plötzlich so etwas wie Achtung vor mir selbst, Achtung davor, dass ich mich diesem Schmerz gestellt hatte, dass ich nicht ausgewichen war in Wahnsinn, Krankheit oder Tod.

Der Tag ging vorüber und nach der nächsten Nacht war es wieder besser. Aber was von dieser Erfahrung übrig blieb, war etwas wie Mitgefühl für mich selber. Das war etwas, das ich durch den Buddhismus gelernt hatte: Mitgefühl für andere, aber auch für mich selber zu entwickeln. Es war mir vor längerer Zeit schon einmal bewusst geworden, wie wesentlich die Liebe und das Mitgefühl für sich selber ist. Kann man wirklich liebende Wärme einem anderen Menschen geben, wenn man keine Liebe, keine Achtung, kein Mitgefühl für sich selber entwickeln kann? Ich glaube nicht. Ich hatte es schon fast wieder vergessen und war schon wieder auf dem Wege gewesen, auf meine alten Stärken wie Willen und Disziplin zu bauen. Wille und Disziplin waren mir auch häufig im Leben nützlich gewesen, aber ich erkannte jetzt, dass sie nur in Verbindung mit Liebe und Mitgefühl hilfreich waren und dass sie sonst auch hart oder kalt wirken konnten. Die Erfahrung mit diesem Traum machte mich weicher für mich selber und für andere.

Etwa eineinhalb Jahre nach dem Tod meines Kindes entdeckte ich in der Buchhandlung ein interessantes Buch. Ich kaufte es. ›Beim Sterben von Kindern‹ lautete der Titel. Ich hatte nie davon gehört. Aber als ich in der Buchhandlung darin geblättert hatte, fühlte ich mich angesprochen. Der Verfasser war ein Pfarrer aus Holland und die Gedanken und Texte waren auf der Grundlage der Anthroposophie geschrieben.

Dieses Buch war eine Offenbarung für mich. Wenn ich glaubte, eine Verbindung, einen Kontakt mit meinen Kindern zu spüren, war ich also nicht verrückt! Es gab Menschen, die das ebenfalls kannten! Es gab Menschen, die selbstverständlich davon ausgingen, dass eine Verbindung zwischen den Menschen hier auf der Erde und den Verstorbenen besteht, die etwas anderes ist als bloße Erinnerung. Nie hatte ich mich getraut, mit jemandem darüber zu sprechen, dass ich diese Verbindung ab und zu spüre. Ich hatte Angst, ausgelacht und nicht ernst genommen zu werden.

Ich hörte die Leute schon sagen: »Das hat sie nicht mehr verkraftet. Das war zu viel. Nun fängt sie an zu spinnen und flüchtet sich in eine Phantasiewelt.« Ich empfand mich als real im Leben stehend, ich wollte nicht als Phantast abgetan werden. Dass andere Menschen in diesem Buch viele Dinge bestätigten, die ich selbst so erlebt hatte, berührte mich sehr. Ich konnte dort auch nachlesen, wie wesentlich die Art der Beerdigung ist, nicht nur für die Hinterbliebenen, sondern vor allem auch für die verstorbene Seele und damit auch für die weitere Entwicklung der Menschen. Mir war immer fraglich geblieben, warum mir dieser Punkt mit der fehlenden Beerdigung so wichtig gewesen war, warum ich gerade das nicht hatte überwinden können. Ich hatte ein unbestimmtes Gefühl gehabt, dass mit der Verabschiedung etwas Wesentliches geschehen war, das ich aber nicht erklären oder verstehen konnte. Durch die Ausführungen dieses Buches eröffnete sich mir eine neue Dimension des Geschehens, die Licht warf auf das, was ich erlebt und wie ich es erlebt hatte.

Auch über das Sterben während des Lebens wurde geschrieben. Kinder würden diesen Umkehrprozess des Sterbens gar nicht machen, aber der Erwachsene, der ein sterbendes Kind begleitet, der müsste den Schritt ins Nichts eines innerlich erfahrenen Todes tun. Das war also nicht eine Erfindung oder Übertreibung von mir, wenn ich vor einigen Wochen noch zu meinem eigenen Erstaunen in einem Brief geschrieben hatte: »Das letzte Jahr war mein eigenes Sterben, obwohl ich noch am Leben bin.« Es gab Menschen, für die das Sterben während des Lebens ein Begriff war, die darüber in Büchern schrieben.

Obwohl ich noch nie etwas gelesen hatte, was mich so berührte, ließ ich das Buch für einige Tage liegen. Ich musste diese Inhalte erst verdauen, bis ich weiterlas: »Das Geheimnis des Sterbens während des Lebens ist das ureigene christliche Geheimnis.« Dieser eine Satz reichte für mich und ich legte das Buch wieder für Tage weg. Was hatte mein Leben mit einem christlichen Geheimnis zu tun? Ich fühlte mich gar nicht so christlich, aber das spielte hier anscheinend keine Rolle. War das Ganze also nicht nur eine Sache des Todes eines Kindes, der Trauer, von Verzweiflung, Partnerschaftsschwierigkeiten und Umbruch, sondern hatte es auch noch etwas mit dem ureigenen christlichen Geheimnis zu tun?

Ich verstand langsam, jedenfalls ansatzweise, was mit Tod und Auferstehung gemeint ist. Es ging nicht nur um den physischen Tod, sondern um Prozesse während des Lebens, die man erleben kann wie den Tod, aber auch wie Auferstehung. Die Texte, Geschichten und Gedichte in diesem Buch machten neue Fragen und Gedanken für mich möglich. Sie brachten aber mit der Zeit auch mein altes Weltbild, meine bisherige Lebensphilosophie ins Wanken.

Einige Monate später fuhr ich zu einem Seminar mit dem Thema ›Was geschieht beim Sterben?‹, um mehr zu erfahren. Ich beteiligte mich kaum an den Gesprächen. Ich bemerkte, dass es noch viel zu früh für mich war, öffentlich über dieses Thema zu sprechen. In meinem Kopf gab es schon viele Ideen, aber es wurde mir doch klar, dass ich noch viel mehr Distanz zu meinem eigenen Erleben brauchen würde, um über das Thema öffentlich sprechen zu können. Ich hatte gar nicht gedacht, wie nah alles noch unter der Oberfläche saß, wie dünn noch die Haut war, die diese Verletzung umschloss.

Ich hatte eine frühere Kollegin, die schwer krank war. Sie wohnte vierhundert Kilometer von mir entfernt und wir telefonierten oft miteinander und schrieben uns Briefe. Ab und zu hatte ich sie besucht in den letzten Jahren und gesehen, wie es ihr von Mal zu Mal schlechter ging. Nun lag sie wieder in der Klinik, schon monatelang. Ich hörte, dass fast niemand mehr kam, um sie zu besuchen. Ihr Zustand war so ernst und deutete so auf den Tod, dass die Freunde wegblieben. Eine Familie hatte sie nicht und ihre beiden kleinen Kinder waren in unterschiedlichen Familien untergebracht. Ich fuhr in das Krankenhaus, um sie zu besuchen. Ein Bild des Jammers kam mir zu Gesicht: ein Krankenzimmer, das wie eine große Abstellkammer wirkte. Mitten im Zimmer ein einziges Bett. Rosemarie schaute mich mit großen, ängstlichen Augen an, als ich das Zimmer betrat. »Ab heute darf ich mich nicht mal mehr im Bett hinsetzen, weil sonst die Wirbelsäule durchbrechen könnte. Meine Knochen lösen sich auf. Mir ist ewig schlecht.« Ich blieb an ihrem Bett stehen, damit sie mich im Liegen gut sehen konnte. Ihr Gesicht war durch ein Geschwür über dem Auge entstellt. Aber das Schlimmste war diese Einsamkeit, die mir entgegenkam. Wir sprachen miteinander über die Krankheit, ihre Kinder und über gemeinsame Erinnerungen. Langsam entwickelte sich durch unsere Begegnung etwas wie Wärme in diesem kalten Krankenzimmer und die Situation verlor für mich ihren Schrecken. Manchmal lachte sie sogar ein wenig. Ich verabschiedete mich und sagte, ich würde in die Stadt gehen und etwas essen und nach der Mittagspause noch einmal kommen. Sie freute sich wie ein kleines Kind darüber, dass ich noch einmal wiederkommen wollte.

Als ich nachmittags kam, wartete sie schon. »Ich muss unbedingt wieder gesund werden. Ich muss mich um meine Kinder kümmern. Die vom Jugendamt sind so merkwürdig. Da stimmt etwas nicht.« Früher hatten wir öfters über den Tod gesprochen. Jetzt, wo der Tod wirklich nahe war, wollte sie nichts davon wissen, jetzt wollte sie gesund werden. Sie konnte nicht mehr viel sprechen. Manchmal döste, dämmerte sie dahin und es sah aus, als würde sie schlafen. Aber sie schlief nicht, versicherte sie mir, und sie würde immer merken, dass ich noch da sei. Oft hatte sie schreckliche Träume. Nur manchmal würde sie von einem hellen Licht träumen. Diese Träume seien sehr schön. Und sie hatte einen Traum, der immer wiederkehrte: Sie träumte, dass viele Menschen anrufen und sie fragen würden, wie es ihr ginge.

Ich musste mich verabschieden, denn ich musste rechtzeitig am Bahnhof sein, um meinen Zug nach Hause zu erreichen. Wie lange würde es wohl dauern, bis der nächste Besuch kommen würde? Eine Woche? Zwei Wochen? Würde überhaupt noch mal jemand zu Besuch kommen, solange sie lebte? Ich musste sie mit dieser Ungewissheit zurücklassen.

Als ich im Zug nach Hause saß, war ich durch diesen Besuch traurig und glücklich zugleich. Wo konnte man einem Menschen so einfach eine größere Freude machen? Ich hatte das Gefühl, dass ich meine Zeit nicht besser hätte nutzen können. Ich hatte etwas Angst vor diesem Besuch gehabt und hatte gedacht, ich würde erschöpft nach Hause fahren. Aber ich war froh und voller Aktivität. Im Monat darauf träumte ich, dass Rosemarie gestorben sei. So war es dann auch.

Eines Nachmittags machte Marikes Kindergärtnerin bei uns einen Hausbesuch. Wir tranken Kaffee und sprachen über den Kindergarten. Plötzlich fragte sie mich: »Wollen Sie nicht auch die Ausbildung zur Waldorf-Kindergärtnerin machen?«

»Ich?«, fragte ich völlig überrascht. Das schob ich weit von mir. »Nein«, sagte ich, »ich fühle mich sehr wohl mit dem Yoga-Unterrichten und ich habe darin das gefunden, was ich wirklich machen möchte.«

Als unser Besuch sich wieder verabschiedet hatte, war ich immer noch sehr erstaunt, dass mir jemand den Vorschlag machte, Kindergärtnerin zu werden. Der Gedanke war mir so fern. Mit meiner Arbeit ging es mir gut. Ich unterrichtete in vielen Gruppen und war sehr erfolgreich damit. Langsam kamen meine Kräfte wieder zurück und durch die Erfahrung bekam ich Sicherheit und Vertrauen in meine Arbeit. Ich konnte mir langsam eingestehen, dass ich auf diesem Gebiet etwas zu geben hatte, und ich erlangte mit meiner Arbeit einen guten Ruf. Auch machte sie mir viel Freude. Ich fühlte mich in meinem Element und war froh, dass ich diese berufliche Entscheidung getroffen hatte. Durch die Tatsache, dass ich mich im Beruf so wohl fühlte, empfand ich auch das Leben wieder etwas leichter, auch wenn es in der Partnerschaft nach wie vor Schwierigkeiten gab.

Eines Tages bekamen wir Besuch von Freunden aus einer anderen Stadt. Ich mochte diese Familie sehr und schätzte sie wegen ihres konsequenten Lebensweges. Abends, als die Kinder schliefen, saßen wir zusammen und unterhielten uns. Ich sprach über meine Erfahrungen mit meinem Yoga-Unterricht. Für mich völlig unvermittelt sagte dieser Freund plötzlich: »Du lebst an deiner Aufgabe vorbei. Für dich gibt es ganz etwas anderes zu tun als Yoga zu unterrichten. Du verbrauchst deine mitgebrachten Fähigkeiten und tust nur das, was du sowieso schon gut kannst. Aber du lernst daran nicht.«

Ich war schockiert. Gerade hatte ich etwas, womit ich mich wohl fühlte. Gerade hatte ich das Gefühl gehabt, mein Leben kommt wieder in Ordnung. Und nun sollte das schon wieder alles falsch sein? Ich hatte mich so sicher darin gefühlt. Ich war durcheinander. Ich wollte nicht schon wieder alles in Frage stellen müssen, was ich dachte und was ich tat. Ich wollte mich auch mal ausruhen können. Aber trotz allem Protest stießen diese Gedanken irgendwo in meinem Inneren auf Resonanz. Ich glaube, ich wäre zumindest zu diesem Zeitpunkt nie selbst zu solch einer Einsicht gekommen, aber als jemand anderes es aussprach, konnte ich fühlen, dass es wahr war. Ich hatte eine schlaflose Nacht, doch am nächsten Tag wurde ich ganz ruhig. Ich wusste, dass es so war und dass ich die Konsequenzen ziehen wollte.

In der nächsten Woche gab ich in allen Gruppen bekannt, dass ich zu den Sommerferien in etwa zwei Monaten mit dem Unterricht aufhören würde. Ich erntete viel Unverständnis, auch Enttäuschung, das Gefühl, von mir im Stich gelassen zu sein, und viele Versuche, mich zu einer Änderung meiner Entscheidung zu überreden. Aber die Sache war klar für mich. So sicher und gut, wie ich mich vor zwei Wochen noch mit dem Yoga-Unterricht gefühlt hatte, so deutlich war mir jetzt, dass dieser Weg für mich zu Ende war. Ich hatte zwar noch überhaupt keine Idee, was ich danach beruflich machen wollte und wovon wir leben sollten. Aber der erste Schritt war, das Alte zu beenden. Das Neue zu finden, das musste der zweite Schritt werden.

Einige Tage nach unserem Besuch und dieser plötzlichen beruflichen Entscheidung suchte ich das Gespräch mit Gerrit, weil ich mich immer wieder mit der Frage beschäftigte, ob wir in unserer Wohnung bleiben konnten, da sie sich als ziemlich feucht erwies. Anscheinend ließ sich das nicht ändern und im zweiten Jahr war es mit der Feuchtigkeit noch schlimmer geworden als im ersten. Ich dachte das Problem angehen zu müssen und fragte Gerrit: »Kannst du dir vorstellen, dass wir eine neue Wohnung suchen und umziehen?«

»Ja«, sagte er, »aber nicht mit dir.«

Ich war total vor den Kopf gestoßen. Damit hatte ich nicht

gerechnet. Sollte es denn nie aufhören mit diesen Hiobsbotschaften und diesen ständigen Veränderungen? Unsere Beziehung war seit unserem Kind in der Tat schwierig. Immer wieder hatte es Phasen gegeben, in denen Gerrit sich zurückgezogen hatte, aber er war immer wieder gekommen und ich hatte das Gefühl gehabt, dass wir das Schwierigste überstanden hätten. Ich hatte geglaubt, dass wir auf einem guten Wege waren, und war dankbar, dass es nicht mehr so schwierig war wie am Anfang. Ich fühlte mich zuversichtlich, und nie hätte ich die Beziehung an diesem Punkt aufgeben wollen. Ich war völlig schockiert. Ich machte keinen Versuch, ihn umzustimmen. Das hätte vermutlich ohnehin das Gegenteil bewirkt. Ich hatte es nicht wahrgenommen, dass Gerrit offensichtlich ganz anders über unsere Beziehung dachte als ich. Im vorletzten Jahr hatte er immer wieder vom Ausziehen gesprochen und mir war noch gegenwärtig, in welche Not mich das jedes Mal gestürzt hatte. Aber im letzten Jahr war nie die Rede davon gewesen.

Ich erzählte Marike, dass wir in eine neue Wohnung ziehen würden und dass Gerrit nicht wieder mit uns zusammenziehen würde. Sie war traurig und tröstete sich dann selber, indem sie sagte: »Aber dann wollen wir ganz nah beieinander wohnen.« In diesem Punkt mussten wir so etwas wie einen guten Engel zur Seite gehabt haben, denn das Unwahrscheinliche wurde für uns möglich: Wir fanden beide eine passende Wohnung zum gleichen Zeitpunkt im gleichen Stadtteil ein paar Minuten auseinander liegend.

Was sollte ich beruflich nur tun? Ich fühlte mich von der Sozialarbeiterin in mir so weit entfernt, dass ich mir kaum vorstellen konnte, in diesem Beruf wieder eine Stelle zu suchen. Ich hatte auch stark das Gefühl, vor einem richtigen Neuanfang zu stehen. Aber ich wusste nicht, in welcher Richtung ich suchen sollte. Immer wieder kam mir der

Gedanke, ob ich im Waldorf-Kindergarten mal nachfragen sollte. Ich fühlte mich so angesprochen von diesem Ort für die Kinder. Ich hatte es genossen, mein Kind dorthin bringen zu dürfen. Aber selber mit Kindern arbeiten? Eigentlich fühlte ich mich dazu nicht hingezogen. Ich war in der Arbeit mit Erwachsenen zu Hause und hatte wenig Lust, mit Kindern zu arbeiten. Aber dennoch, zu meinem eigenen Erstaunen kamen die Gedanken immer wieder und so meinte ich, wenn ich den Eindruck bekommen sollte, dass es so sein soll, dann würde ich es tun. Aber ich hatte in den letzten zwei Jahren auch immer wieder gedacht, dass ich später mal gern im Umfeld von Tod und Sterben arbeiten würde. Vielleicht sollte ich meine Fühler in diese Richtung ausstrecken. Ich schrieb zwei Briefe, um meine Mitarbeit anzubieten. Aber es kam keine Resonanz. Meine Briefe wurden nicht einmal beantwortet.

Ich wusste nicht, wie es weitergehen sollte, und ich bekam Angst vor meinem eigenen Mut. Was hatte ich bloß schon wieder gemacht? Einfach alles aufgegeben, ohne eine Perspektive zu sehen! Und wovon sollten wir leben? Ich war vollkommen unglücklich über mich selber. Ich machte meine Arbeit so gerne. Wie konnte ich das bloß so leichtfertig alles aufgeben? Immer wenn ich sehr traurig war oder nicht weiterwusste, fuhr ich auf den Friedhof. Das tat ich auch jetzt. Manchmal brachte das eine Lösung. Aber dieses Mal löste sich nichts.

VII

Das Motto war: alten Ballast abwerfen!

Als ich am nächsten Tag Marike in den Kindergarten gebracht hatte, war meine Stimmung immer noch auf dem Nullpunkt und ich wusste nicht, was ich mit mir und dem Tag anfangen sollte. Ich setzte mich einen Augenblick draußen auf die Bank und überlegte, ob ich noch einmal zum Friedhof fahren solle. Da kam meine Nachbarin überraschend vorbei. Sie setzte sich zu mir auf die Bank und sagte: »Im Kindergarten suchen sie eine Praktikantin. Ganz kurzfristig hat jemand wieder abgesagt und die Kindergärtnerin hat mich heute Morgen gefragt, ob ich jemanden wüsste.« Das war für mich ein Wink. Ich hatte vor einigen Wochen entschieden, ich würde die Arbeit im Kindergarten annehmen, wenn ich das Gefühl hätte, das Leben würde es mir so in den Weg legen. Das schien mir jetzt der Fall zu sein.

Als ich mittags Marike aus dem Kindergarten abholte, ging ich zu ihrer Kindergärtnerin, die vor drei Monaten bei uns zu Besuch war, und sagte: »Als Sie mir vor drei Monaten den Vorschlag gemacht haben, die Ausbildung zur Waldorf-Kindergärtnerin zu machen, habe ich es noch weit von mir gewiesen, aber jetzt habe ich mir überlegt, dass ich es doch möchte.«

»Sehen Sie«, sagte sie, »ich habe oft so einen Riecher dafür.«

Ich erhielt den Platz im Kindergarten und auch im Ausbildungsseminar, obwohl alles sehr kurzfristig war. Ein Minimum unseres Lebensunterhaltes für das nächste Jahr wusste ich ebenfalls gesichert, da das Arbeitsamt die Maßnahme als Fortbildung förderte. Innerhalb von zwei Wochen war alles geregelt. Bis zu meinem neuen Berufsanfang im Kindergarten waren es nur ein paar Wochen.

Als die Richtung klar wurde, war ich aus meinem Tief heraus. Es machte mich froh, dass ich nun wusste, wie mein Weg weitergehen sollte. Nun hieß es anpacken. Dieser Sommer war von viel Abschied und dem Neubeginn bestimmt. Das Motto, das sich überall durchzog, war: alten Ballast abwerfen. Ich verschenkte die Hälfte meiner Bücher und sortierte viele Dinge für den Flohmarkt aus. Ich wollte für den Umzug nur das einpacken, was ich wirklich noch brauchte. In allem wollte ich mich konzentrieren auf das, was wirklich wichtig war.

Die räumliche Trennung von Gerrit machte mir doch sehr zu schaffen. Obwohl wir es teilweise sehr schwer miteinander hatten, lebte ich doch gern mit ihm zusammen. Ich liebte es, abends, wenn ich schon im Bett lag, draußen seine Schritte zu hören, wenn er nach Hause kam. Dass all diese Vertrautheiten zu Ende gehen sollten, machte mich furchtbar wehmütig. Seine Entscheidung tat mir weh. Oft empfand ich sie als ein Ende unserer Beziehung, das ich eigentlich auf keinen Fall wollte. Manchmal hatte ich auch Hoffnung, dass die Distanz uns freier für einander machen würde. Manchmal wusste ich auch nicht, ob ich mit ihm zusammenbleiben wollte, wo er mich so deutlich zurückwies. Ich schwankte hin und her, wie ich auf diese Verletzung reagieren sollte.

Auch der Abschied vom Yoga-Unterricht fiel nicht leicht.

Yoga hatte in den letzten fünfzehn Jahren meines Lebens eine zentrale Rolle gespielt. Das Unterrichten machte mir so viel Freude. Ich wusste zwar, dass mein Schritt richtig war. Aber etwas zu wissen und etwas zu tun ist noch ein Unterschied. Es war auch ein Abschied von vielen Schülern, die mir über die Jahre sehr vertraut geworden waren.

In diesem Sommer gab es noch einen Abschied. Karsten, der immer noch in unserer Nähe lebte, ging wieder nach Indien zurück. Dieses Mal war es keine Reise: Er löste seinen Hausstand auf, nahm eine Arbeit in Indien an und fand dort eine neue Heimat.

Die Sommerferien kamen und die Kartons wurden wieder gepackt. Marike und ich machten einen neuen Anfang in unserer neuen Wohnung. Wir lebten uns dort gut ein und es war gar nicht so schlimm, wie ich gedacht hatte. Gerrit kam fast jeden Tag und wir fanden einen neuen Weg des Miteinanders ohne die gemeinsame Wohnung. Es zeigte sich bald, dass das für unsere Beziehung sogar eher förderlich wirkte, weil es mehr Raum zwischen uns gab.

Nach den Sommerferien kam Marike in die Schule und ich begann meine neue Arbeit im Kindergarten. Das war eine große Umstellung für mich. Die Arbeit mit den Kindern war etwas ganz anderes, was mich in neuer Weise forderte. Die Zusammenarbeit war schwierig und das Klima recht belastend. Dieses Jahr zog sich entsetzlich lange hin und ich litt furchtbar unter den Bedingungen. Ich war fünfzehn Jahre lang ein völlig selbständiges Arbeiten gewöhnt gewesen. Nun wurde ich unselbständiger gehalten als vor zwanzig Jahren bei meinem ersten Berufspraktikum. Es gelang mir nicht, in ein wirkliches Gespräch mit den beteiligten Menschen zu kommen und diese Situation zu lösen. Es kostete mich viel Kraft, den Weg mit dieser Praktikantenrolle zu gehen und ein Jahr lang durchzustehen. Ich hatte nicht nur die Freude an meiner Arbeit aufgegeben, sondern auch die Anerkennung, die ich durch meine Arbeit bekommen hatte.

Die andere Seite dieses Praktikumjahres war das Ausbildungsseminar, das ich zwischendurch wochenweise besuchte. Hier lernte ich so viel Neues und Interessantes. Ich empfand es für mich so, als würden Tore aufgestoßen. Eigentlich war ich mit dem, was dahinter stand, schon vertraut. Ich hatte es vorher, solange die Tore verschlossen waren, nur nicht sehen können. Dieses Jahr verlief für meine Wahrnehmung langsam. Trotzdem ging es auf das Ende zu und ich musste mir überlegen, wie es danach beruflich weitergehen sollte.

Zur Ausbildung gehörte ein zweites Jahr. Aber in dem Kindergarten in unserem Ort gab es keine freie Stelle. Was sollte ich tun? Entweder musste ich beruflich schon wieder eine neue Richtung einschlagen oder ich musste in eine andere Stadt ziehen, denn Waldorf-Kindergärtnerinnen wurden in vielen Orten gesucht. Mir stand der Sinn aber nicht nach einem weiteren Umzug. Meine Tochter war doch gerade erst in die erste Klasse gekommen. Aber irgendwie musste es weitergehen. Ich unternahm noch keine konkreten Schritte, aber in Gedanken bereitete ich die Möglichkeiten für die Zukunft vor.

Da wurde plötzlich mein Vater krank. Er klagte seit einiger Zeit über Schmerzen. Wir dachten, es würde vielleicht von der Wirbelsäule kommen. Aber es war ein Tumor und ich dachte gleich, dass es ernst würde. Meine Eltern lebten nur einige Kilometer entfernt in einem kleinen Dorf. Die Krankheit meines Vaters war ein Grund für mich, auf jeden Fall hier in der Stadt zu bleiben, um in der Nähe meiner Eltern sein zu können. Da überlegte ich noch einmal neu, welche Möglichkeiten es in der unmittelbaren Nähe geben könnte. Mir hatte einmal jemand beiläufig erzählt, dass es in einem Ort dreißig Kilometer entfernt eine Elterninitiative gebe, die einen Waldorf-Kindergarten aufbauen wolle. Man hatte in der Öffentlichkeit noch nie etwas von dieser Initiative gehört, aber ich wollte herausbekommen, was dahinter steckte. Ich erkundigte mich und bekam irgendwann eine Telefonnummer. Ich rief bei einem Vater aus dieser Initiative an und traf eine Verabredung. Ich ging zu dem nächsten Treffen dieser Gruppe. Versammelt waren drei Menschen: der Mann, mit dem ich telefoniert hatte, und zwei Mütter. Diese drei Menschen trafen sich jede Woche, lasen gemeinsam ein Buch mit dem Ziel, dass irgendwann an diesem Ort ein Waldorf-Kindergarten entstehen solle. Ich unterhielt mich mit den dreien, wir lasen weiter in dem Buch und ich fuhr wieder zurück. Zu Hause angekommen dachte ich noch einmal über diese Begegnung nach und kam zu dem Entschluss: Das werde ich tun! Ich werde mit diesen drei Menschen einen neuen Kindergarten aufbauen.

Die Krankheit meines Vaters machte mich entschlossen und stark. Ich wollte nicht umziehen und wollte hier eine Aufgabe finden. Wenn meine eigene Situation nicht so dringlich gewesen wäre, dann wäre ich viel zögernder und ängstlicher gewesen und hätte diese Initiative noch für viel zu klein und zu schwach gehalten. Aber jetzt fühlte ich mich von Anfang an absolut sicher mit diesem Vorhaben. Als wir uns in der nächsten Woche wieder trafen, erzählte ich den dreien von meinem Entschluss und fragte, ob sie mitmachen wollten. Sie waren begeistert, dass die Idee endlich in die Praxis umgesetzt werden konnte.

Wir krempelten die Ärmel hoch und packten die Aufgabe an. Wir trafen uns regelmäßig ein-, zwei- oder dreimal die Woche. Ich organisierte Vorträge, so kamen einige neue interessierte Menschen zu uns. Ich machte viel Elternarbeit, wir trafen uns, um Spielzeug herzustellen, wir führten etliche Gespräche, um einen Raum für die Arbeit mit den Kindern ausfindig zu machen. So fand sich mit der Zeit eine Gruppe von interessierten und engagierten Eltern zusammen und die Arbeit ging gut voran. Wir fanden einen Raum in der Familienbildungsstätte, den wir einmal in der Woche nutzen durften, um dort mit einer Kindergruppe zu arbeiten.

Meinem Vater ging es schlecht. Er lag zwei Monate im Krankenhaus und wurde dann nach Hause entlassen, ohne Hoffnung auf Heilung. Eine Heilung in dem Sinne, wie wir sie erwarten, konnte es nicht mehr geben. Die Krankheit war zu weit fortgeschritten und er starb neun Wochen später zu Hause im Kreise seiner Familie, so wie er es gewünscht hatte.

Von Heilung möchte ich aber trotzdem sprechen; sie lag in der Art, wie ich das Sterben erleben durfte. In ihr lag trotz des Todes etwas Tröstliches. So viel Nähe wie im Abschied hatte es während des Lebens kaum geben können. Als mein Vater gestorben war, riefen wir alle Geschwister zusammen und gemeinsam saßen wir die ganze Nacht an seinem Bett und sangen. Das hatte mein Vater immer geliebt, wenn wir gemeinsam gesungen hatten. Auch in den Tagen danach herrschte in unserem Haus eine gute Atmosphäre. Wir weinten, wenn wir traurig waren, und wir lachten, wenn wir uns gegenseitig erzählten, was unsere schönsten Erlebnisse mit unserem Vater gewesen waren. Auf der Beerdigung sangen wir das Lied, das meinem Vater so viel bedeutet hatte: ›Von guten Mächten wunderbar geborgen‹. Eine Sängerin sang in der Kirche: ›Sei stille dem Herrn und warte auf ihn‹. Wir kannten dieses Lied nicht. Jahre später entdeckte ich, dass es aus dem Elias-Oratorium von Mendelssohn Bartholdy stammt. Es war sehr wohltuend für mich, das

Sterben in einer Gemeinschaft zu erleben. Andere Menschen waren genauso betroffen wie ich und wir konnten sowohl unsere Ängste und Traurigkeiten als auch die Träume und die schönen Seiten miteinander teilen. Bei diesem Tod war ich nicht so alleine und ich hatte das befreiende Gefühl, dass alles gut war, wie es war. Auch so konnte Sterben sein, und diese Erfahrung machte mich reicher und stärker. Während dieser Zeit war ich sehr häufig zu Besuch in meinem Elternhaus. Es war nur wenige Kilometer von dem Ort entfernt, in dem ich mit der neuen Kindergruppe und mit den Eltern arbeitete, und so konnte ich die beiden Dinge gut miteinander verbinden.

Während meines Praktikumjahres und der Krankheit meines Vaters traten die Schwierigkeiten mit Gerrit etwas in den Hintergrund. Wenn die Belastungen für mich zu groß wurden, stand er mir zur Seite und ich war froh und dankbar, dass er da war. Aber nach diesem schwierigen Jahr ging es weiter mit unserem alten Thema. Er wollte sich immer von mir trennen, tat es aber nicht wirklich. Ich wollte mit ihm zusammenbleiben und ging immer wieder durch Abgründe wegen seiner Trennungsabsichten. Immer wieder hatte ich Tage und Nächte, in denen ich dachte, ich könne diese Spannung nicht mehr ertragen, aber ich wusste keine Lösung.

Manchmal dachte ich, ich könnte dieses Hin und Her und diese Ablehnung nicht mehr aushalten und ich müsse von mir aus einen Schlussstrich ziehen. Aber das war nur Schwäche und Verzweiflung. Ich wollte von mir aus nie die Beziehung beenden, denn ich liebte Gerrit immer mehr. Es war erstaunlich, dass meine Liebe zu ihm durch dieses ständige Ringen größer wurde und nicht weniger. Ich war immer wieder zwischendurch auch sehr glücklich mit ihm. Ich hätte mir nur gewünscht, dass er eine Entscheidung für uns hätte treffen können und die Beziehung nicht immer wieder in Frage gestellt hätte, damit endlich Ruhe eingekehrt wäre. Es war nicht möglich.

Mit der Arbeit in der Elterninitiative ging es gut voran. Einmal in der Woche kam eine kleine Kindergruppe zusammen und ich arbeitete viel mit den Eltern. Wir fanden auch einen Raum, den wir zum Kindergarten ausbauen und renovieren konnten. In jeder Hinsicht war es Pionierarbeit, und das gefiel mir. Zufrieden stellte ich fest, dass es innerhalb eines Jahres gelingen würde, die Aufbauarbeit für einen Kindergarten zu leisten. Nach den Sommerferien würden wir mit der Arbeit im Kindergarten beginnen können.

Doch mich beschlich eine innere Unruhe. Wollte ich denn tagaus, tagein Kindergärtnerin sein? In dieser in den Anforderungen vielseitigen Aufbauarbeit fühlte ich mich wohl, aber ich konnte mir schwer vorstellen, jeden Tag mit Kindern zu arbeiten. Ich versuchte, diese innere Unruhe zu übertönen. Mein Verstand sagte, dass ich es natürlich tun würde, denn das sei schließlich das Ziel unserer Bemühungen. Alle Hoffnungen und Erwartungen der Eltern waren auf mich gerichtet. Ich konnte sie jetzt doch nicht wieder im Stich lassen. Ich fühlte mich in einem Zwiespalt: Einerseits lief die Arbeit in der Elterninitiative gut und es erschien mir absolut richtig, dass dort nach dem Sommer mit einem Kindergartenbetrieb begonnen würde, andererseits hatte ich das Gefühl, dass das nicht meine Aufgabe sein könne. Ich sprach nicht darüber. Ich wollte die Eltern nicht beunruhigen.

Da rief mich eines Morgens eine Mutter aus der Elterninitiative an und sagte: »Ich habe heute Nacht von dir geträumt. Ich habe geträumt, dass du die Arbeit mit unserem

Kindergarten gar nicht machen möchtest, sondern in die DDR gehen willst. Stimmt das?« Die Grenzen waren gerade geöffnet worden und es beschäftigte mich in der Tat, wie es mit der ehemaligen DDR weitergehen würde. Mein Zwiespalt und meine Gedanken lagen also schon in der Luft, so dass ein anderer Mensch sie im Traum empfangen konnte.

Ich wollte die Eltern nicht in Ungewissheit lassen, ich musste eine Entscheidung fällen und sie den Eltern mitteilen, damit Klarheit bestand. Bis zum nächsten Elternabend ließ ich mir noch eine Woche Zeit und ich fragte mich: Was will ich wirklich, was ist jetzt wichtig? Ich hatte früher eine Zeit gehabt, in der ich mit dem Satz: ›Dein Wille geschehe‹ gelebt hatte. Was war jetzt Gottes Wille für mich, was war meine Aufgabe?

Mit Herzklopfen ging ich zu dem nächsten Elternabend und erklärte, dass ich die Kindergartenarbeit nach den Sommerferien nicht weiterführen würde. Ich versuchte es mit meinem Lebensweg und mit der Tatsache zu erklären, dass ich mich bemühte, auf meine innere Stimme zu hören, was jetzt richtig und notwendig sei. Ich weiß nicht, ob es irgendjemand nachvollziehen konnte. Ich arbeitete nach diesem Elternabend noch etwa ein halbes Jahr in dieser Initiative und traf alle Vorbereitungen, bis der Kindergarten stand und dort mit der Arbeit begonnen werden konnte. Wir fanden eine gute Kindergärtnerin, die die Arbeit mit den Kindern übernahm. Alles fügte sich zum Guten.

VIII

Manchmal muss man fortgehen oder einen Bruch machen, damit sich wirklich etwas verwandeln kann

Im Kindergarten war es schnell klar, wie es weitergehen sollte. Aber in meinem eigenen Leben war wieder gar nichts klar. Ich hatte zwar noch einige Monate in der Elterninitiative zu tun, aber mir fehlte die Perspektive. Im Kindergarten wollte ich also nicht weitermachen. Aber wo dann? Ich hatte während meines Ringens um die Entscheidung, ob ich im Kindergarten bleiben wollte oder nicht, das Gefühl, dass etwas Neues entstehen wollte, aber ich hatte keine Ahnung, was es sein könnte.

Einen Monat nach meiner Entscheidung auf dem Elternabend erhielt ich einen Anruf von meiner Freundin Marrit Anderson. Sie rief mich vormittags aus ihrem Büro an, was sie normalerweise nie tat, weil sie immer viel Arbeit hatte. Sie sagte: »Ich musste dich unbedingt anrufen. Ich hatte heute Nacht einen Traum von dir. Ich habe geträumt, dass ich eine Halbtagsstelle für dich habe.« Das war merkwürdig, denn vor etwa fünf Jahren hatte ich den gleichen Traum gehabt. Da hatte ich auch geträumt, dass sie mir eine Halbtagsstelle angeboten hätte. Ab und zu erinnerte ich mich an den Traum und dachte, ob sie mir diese Stelle wohl noch mal anbieten würde? Sie hatte aber keine Stelle für mich.

Sie erzählte weiter: »Hast du davon gehört, dass sich in unserer Stadt eine Hospiz-Initiative gebildet hat? Heute

Abend gibt es einen Vortrag, zu dem ich eine Einladung erhalten habe. Ich kann leider nicht hingehen, aber ich dachte, es würde dich vielleicht interessieren.« Ich besuchte den Vortrag nicht, obwohl mich das Thema sehr interessiert hätte, denn ich hatte an dem Nachmittag so viel mit dem Kindergarten zu tun, dass ich abends zu müde war. Ich dachte, ich wolle lieber eine Sache gut machen und nicht mehrere Dinge gleichzeitig tun. Ich vergaß die Sache fast.

Eine Woche später besuchte ich mit Marike Karstens Mutter Irmgard. Sie war bei dem Vortrag gewesen und erzählte mir begeistert davon. Sie hatte ein Informationsblatt mitgebracht, auf dem eine Kontaktadresse stand. Ich schrieb mir diese Adresse auf. Irgendwie ließ es mir doch keine Ruhe. Damals nach dem Tod meines Kindes war das Thema Sterben und Tod so wesentlich für mich gewesen, dass ich daran gedacht hatte, in diesem Bereich später einmal zu arbeiten und so meine Erfahrungen einzubringen. Nun gab es eine Gruppe von Menschen, die ein Hospiz aufbauen wollte. Daran wollte ich mich gerne beteiligen. Ich wählte die Telefonnummer auf dem Zettel. Frau Lisann zeigte sich erfreut über meinen Anruf und darüber, dass ich mitarbeiten wollte. Sie würde mich gerne kennen lernen. Wir verabredeten einen Termin vier Wochen später.

Ich fuhr zu ihr nach Hause. Frau Lisann erzählte mir von ihren Ideen, Wünschen und Aktivitäten, um ein Hospiz aufzubauen, und von ihrer Beziehung zu dem Thema. Ich sprach von meinen Erfahrungen mit dem Tod und davon, wie stark der Wunsch in mir gewesen war, diese Erfahrungen in irgendeiner Form weiterzugeben. Da schien mir eine Hospiz-Initiative das richtige Feld dafür zu sein.

Frau Lisann fragte mich: »Was machen Sie eigentlich beruflich?«

»Ich bin Sozialpädagogin und Kindergärtnerin«, antwortete ich. »Ich baue gerade mit einer Elterninitiative einen neuen Kindergarten auf.«

»Sozialpädagogin?«, fragte Frau Lisann. »Würden Sie auch in dem Bereich, über den wir gesprochen haben, arbeiten? Mein Mann ist im Krankenhaus in der Seelsorge und sucht dringend eine Sozialpädagogin für halbtags.«

Ich war wie vom Donner gerührt. Das war also die Halbtagsstelle. »Ja«, sagte ich, »warum nicht? Ich bin sowieso beruflich in einem Umbruch und orientiere mich neu. An die Arbeit in einem Krankenhaus habe ich zwar noch überhaupt nicht gedacht, aber ich könnte es mir vorstellen und will es mir überlegen.«

In der Woche darauf hatte ich ein Bewerbungsgespräch mit Herrn Lisann. Wir verstanden uns sofort und ich wurde eingestellt. Diese Halbtagsstelle schien fast auf mich zu warten. Einige Wochen später begann ich mit meiner neuen Tätigkeit im Krankenhaus. Es war das Krankenhaus, in dem ich mein letztes Kind zur Welt gebracht hatte. Eigentlich wusste ich selber kaum, wie mir geschah, und ich war verwundert über meinen Weg. Aber ich hatte so stark das Gefühl, zu diesem Arbeitsplatz geführt worden zu sein, dass ich keinen Zweifel daran hatte, dass es nun so sein sollte.

Ich habe mich immer wieder in meinem Leben in Situationen gebracht, in denen ich nicht wusste, wie es weitergehen sollte. Aber gerade dann konnte ich, wie in diesem Moment auch, spüren, wie viele Engel da sein mussten, die meine Wege vorbereiteten. Ich konnte wirklich darauf vertrauen, dass ich gut begleitet und geführt wurde. Ich musste nur wachsam und bereit genug sein, um es auch zu bemerken und den Weg zu finden und zu akzeptieren.

Ich hatte viele neue Eindrücke durch meinen neuen Arbeitsplatz im Krankenhaus und ich erzählte abends Gerrit davon. Beiläufig sagte er mir, dass sich heute bei ihm eine neue Kollegin vorgestellt hätte. In mir zog sich alles zusammen. Ich bekam eiskalte Hände und Füße, wie bei einem Schock, und ich dachte: Das ist seine nächste Frau! Er fragte mich, was los sei, und ich erzählte es ihm. Als ich ins Bett ging, fühlte ich mich elend. Ich wollte ihn nicht verlieren. Es war so entsetzlich schwierig mit ihm, aber ich liebte ihn und ich fühlte mich immer mehr bereit, mit den Schwierigkeiten zu leben. Ich hatte Angst. Der ganze Schmerz von Verlassenheit und Einsamkeit breitete sich wieder in mir aus. In der Nacht hatte ich einen Traum:

> *Ich wählte eine Telefonnummer und wollte jemanden anrufen, doch ich kam irgendwie in Gerrits Leitung und hörte, wie er mit Susanne, dieser neuen Kollegin, sprach. Ich konnte jedes Wort verstehen. An ihren Stimmen, an der Vertrautheit zwischen ihnen merkte ich, dass ich Recht hatte. Sie waren verliebt ineinander. Ich hörte dann, wie Gerrit ihr sagte, er würde es mir im November gestehen.*

November, das war noch ein halbes Jahr bis dahin. Ich konnte danach nicht wieder einschlafen. Aber irgendwann konnte ich denken, dass ich es sowieso nicht ändern könnte, wenn es so kommen würde. Dann müsste ich darauf vertrauen, dass es richtig sei, auch wenn es viel Schmerz mit sich bringen würde. Ich fragte Gerrit in den folgenden Monaten einige Male, wie es ihm mit Susanne ginge. Er meinte, er fände sie ganz nett, aber weiter wäre nichts. Manchmal wollte ich ihm glauben. Manchmal dachte ich, dass ich mehr wahrnehme als er selbst.

Der Gedanke, Gerrit zu verlieren, machte mich zittrig und ängstlich. Der Wunsch nach Nähe wechselte sich ab mit dem Verlangen, mich zu distanzieren und zu schützen. Ich hatte keinen festen Boden mehr unter den Füßen. Ich fühlte mich schwach.

Auch im Krankenhaus ging es mir nicht gut. Ich hatte mich zwar dorthin geführt gefühlt, aber ich wusste nicht, was ich hier sollte. Ich kümmerte mich um die sozialen Probleme der Patienten und tat das, was von meiner Tätigkeit erwartet wurde. Aber es konnte nicht sein, dass ich dafür hergekommen war! Ich hatte keine Ahnung, was meine Aufgabe hier sein konnte. Außerdem war mir das Haus viel zu groß. Unendlich viele Menschen, und ich kannte niemanden von ihnen. Ich hatte das Gefühl, dass ich hier nie Fuß fassen könnte. Man musste in so einem Haus ein anderes Auftreten haben als ich, um sich bekannt zu machen. Ich war zu still und zu unauffällig. Ich fühlte mich überfordert und dachte, ich würde in diesem Haus nie etwas bewirken können.

Und dann kam erschwerend dazu, dass ich wieder umzog. Eltern aus der Kindergarteninitiative hatten ein großes Haus gekauft und mich gefragt, ob ich mit in das Haus einziehen wolle. Das war ein gutes Angebot. So konnte ich mit Marike auf dem Land zusammen mit anderen Menschen leben. Aber erst mal bedeutete es wieder große Anstrengung, das Renovieren und den Umzug zu bewältigen. Und irgendwie war ich trotz der positiven Perspektive erst einmal noch mehr entwurzelt. Als ich einmal beim Einkaufen eine Bekannte traf und sie mich fragte, wie es mir ginge, erzählte ich ihr, dass ich umziehen würde, dass ich eine neue Arbeit hätte, in der ich mich aber noch überhaupt nicht wohl fühlen würde, und dass in der Partnerschaft auch mehr Trennung als Gemeinsamkeit sei. »Mein Gott«, sagte sie, »der einzige stabile Faktor in deinem Leben ist deine Tochter.« Ich wusste nicht, warum es so war, aber irgendwie stimmte es.

Ich konnte meinen Platz im Krankenhaus nicht finden und war sehr unglücklich darüber. Ich hätte gern mit der Hospiz-Initiative zusammengearbeitet. Es war mir aber wegen ungünstigen äußeren Gegebenheiten nicht möglich. In der Eigenschaft als Sozialarbeiterin fühlte ich mich fehl am Platz. Ich hatte keine Identifikation mehr mit diesem Beruf. Die Arbeit füllte mich nicht aus. Ich war eigentlich wegen des Themas Tod und Sterben hierher gekommen. Damit wollte ich arbeiten. Aber sowohl meine Arbeitsbedingungen als auch meine persönliche Lebenssituation machten das schwierig. Ich zweifelte furchtbar an meiner Entscheidung, ins Krankenhaus zu gehen. Aber trotz aller Zweifel hatte ich immer noch eine Seite in mir, die glaubte, dass ich hier eine Aufgabe hätte. Ich konnte diese Aufgabe jedoch einfach nicht finden.

Nachdem ich einige Monate im Krankenhaus gearbeitet hatte, gab es eine Fortbildung über Sterbebegleitung, an der ich teilnahm. Es sollte auch um den Tod von Kindern gehen. Für diesen Teil hatte man eine Psychologin eingeladen. Sie hielt einen Vortrag darüber, wie man mit trauernden Eltern umgehen solle. Anschließend gab es ein Gespräch darüber. Ich meldete mich zu einer Frage zu Wort und erzählte, dass ich selbst auch zwei Kinder verloren hätte. Das hätte ich nicht sagen dürfen! Es war, als hätte eine Bombe eingeschlagen. Es herrschte Totenstille. Als jemand die Stille durchbrach, erzählte er von einer Erfahrung mit einem sterbenden Kind, die vor langer Zeit in Italien gemacht worden war. Ganz weit weg! Und ganz lange her! Niemand kam im Gespräch auf mich zurück. Niemand fragte mich etwas. Das Thema war: ›Umgang mit trauernden Eltern‹. Das Tabu, darüber zu sprechen, hatte das Thema begleitet.

An diesem Abend war ich verzweifelt. Ich haderte mit Gott und sagte in Gedanken zu ihm: »Ich kann es so nicht mehr aushalten. Ich will hier nicht mehr bleiben, wenn ich nicht finden kann, was ich hier tun soll.«

Am nächsten Morgen beim Frühstück kam mir plötzlich eine Idee. Ich ging das Erlebnis von gestern in meinen Gedanken noch einmal durch und empfand erneut, wie furchtbar und isolierend es ist, wenn man über seine Erfahrungen nicht sprechen darf. Und plötzlich fragte ich mich: Warum arbeitest du nicht mit trauernden Menschen? Warum schaffst *du* ihnen nicht einen Raum, in dem sie über ihre Erfahrungen und ihre Schmerzen sprechen dürfen? Ich spürte eine unglaubliche Erleichterung. Ich hatte das Gefühl, ein ganzes Heer von Unsichtbaren hätte hinter mir gestanden und nur darauf gewartet, dass ich endlich auf diese Idee komme. Eigentlich war es so naheliegend gewesen. Warum war ich vorher nicht darauf gekommen? Nach dem Tod von meinem Kind hatte ich doch häufig daran gedacht, dass ich später mal mit meinen Erfahrungen auch anderen Menschen weiterhelfen wollte. Irgendwie war es in Vergessenheit geraten. Aber jetzt spürte ich, dass ich an einen Impuls anknüpfte, den ich schon vor drei bis vier Jahren gehabt hatte. Von diesem Moment an ging es mit der Arbeit einfacher. Es war zwar anfangs nur eine Idee und es brauchte auch Zeit, diese Idee in die Tat umzusetzen, aber ich fühlte mich nicht mehr so im Dunkeln tappend und hatte eine Perspektive.

Eines Sonntags setzte ich mich nach dem Abendbrot mit Gerrit ins Wohnzimmer, und ohne Vorankündigung sagte er: »Ich wollte dir erzählen, dass ich mich ganz doll in Susanne verliebt habe.« November! Es war doch noch gar nicht November! Nein, es war der achtundzwanzigste Oktober. Ich wunderte mich, dass ich ganz ruhig blieb. Hatte ich also Recht mit meiner Vorahnung gehabt. Ich hatte es doch das letzte halbe Jahr gewusst und immer mal wieder daran gedacht. Nun war es also wirklich so.

Gerrit ging dann und ich bekam Besuch. Als mein Besuch nach Hause gegangen war, spürte ich plötzlich, was geschehen war. Ich ging irgendwann ins Bett, aber ich schlief in dieser Nacht nicht. Ich weinte und betete die ganze Nacht. Ich betete nicht darum, dass Gerrit zurückkommen möge oder irgendetwas in dieser Richtung, sondern ich betete nur darum, dass Gott mir die Kraft geben möge, diese Situation durchzustehen. Ich merkte, dass ich das aus mir selbst heraus nicht mehr konnte. Es fühlte sich an, als würde sich mein Ich auflösen. Ich war in solch einer Not wie noch nie. Ich hatte es doch gewusst, dass es so kommen würde. Warum hatte ich mich nicht besser darauf vorbereitet? Warum hatte ich die Zeit nicht besser genutzt? Warum hatte ich mich nicht geschützt? Ich war ins offene Messer gelaufen. Mein ganzer Körper war ein einziger Schmerz.

Als morgens der Wecker klingelte, hatte ich noch nicht geschlafen. Ich stand auf, um Marike zu wecken. Ich legte mich für einen kurzen Augenblick zu ihr ins Bett. Dort schlief ich kurz ein, aber es war nur ein kurzes Wegtauchen, und schon wurde ich wieder wach. In diesem Moment erlebte ich Folgendes:

Ich spürte, wie ich einschlief. Es war ein Gefühl, als würde mein Körper tiefer und tiefer sinken. Mein Körper war dunkel und voller Schmerz. Dann sah ich zwei leichte, fast durchsichtige Wesen. Sie erinnerten mich an Engel oder Kinder. Das eine dieser Wesen war ich selber. Die andere Gestalt führte mich an der Hand. Wir berührten in unserer Eile kaum den Boden. Dann zog sie mich in die Tiefe zu einem Altar. Diesen berührte ich ganz kurz, und schon kam ich wieder hinauf und wachte auf. Für mein Gefühl waren es nur Sekunden. Aber durch diese ganz kurze

Berührung mit dem Altar verschwanden die Dunkelheit und der Schmerz. Ich wachte auf mit ganz viel Licht, Wärme und Liebe.

Das, was ich in diesem kurzen Moment erlebt hatte, widerfuhr mir während der nächsten Tage im Alltag noch einmal. Am Montag war ich noch so voller Schmerz, dass ich dachte, es ziehe mir die Seele aus dem Leib. Ich weinte und weinte, aber ich war am Abend so weit, dass ich einschlafen konnte. Während der nächsten Tage ging es mir erstaunlich viel besser und ich bekam ein Gefühl von Befreiung. Ich fühlte mich so frei wie schon lange nicht mehr, und immer wieder hatte ich eine Melodie im Kopf: ›I see my light comes shining‹ (Ich weiß, mein Licht wird leuchten). Der Refrain lautete: ›Any day now I shall be released‹ (Eines Tages werde ich frei sein). Ich wusste kaum, wie mir geschah. Ich stand vor meiner eigenen Veränderung wie vor einem Wunder. Es ging mir gut, mich plagten weder Verlassenheit noch Eifersucht. Ich war Gerrit nicht böse, sondern ich war froh, dass unsere Sache endlich entschieden war.

Gerrit dagegen ging es nicht gut. Nach zwei Wochen hatte er sich von Susanne wieder getrennt. Sie hatten sich nicht gut verstanden. Ich nahm es erst einmal so hin, bezweifelte aber, dass das schon alles gewesen sein sollte. Ich spürte, dass diese Frau für Gerrit, aber auch für mich eine große Bedeutung hatte, und ich glaubte nicht daran, dass schon alles überstanden war. Gerrit kam wieder auf mich zu. Was sollte ich davon halten? Ich distanzierte mich. Es hatte sich nichts geändert, es würde alles wieder von vorne anfangen. Sollte ich mich auf diese Beziehung noch einmal einlassen oder nicht? War es eine Chance? Oder war es eine Falle? Irgendwann merkte ich, wie sehr ich mir im Innersten einen Neuanfang wünschte. Ob es richtig oder falsch war, konnte ich durch Nachdenken nicht herausbekommen. Um mir Klarheit zu verschaffen, musste ich handeln. Auf jeden Fall wollte ich mich für das Leben entscheiden und nicht für Starre oder Ängstlichkeit. Ich dachte, wenn es falsch sein sollte, dann musste ich da noch einmal durch. Auch wenn mein Handeln sich als ein Fehler erweisen sollte, dann musste ich diesen beherzt zu Ende führen.

Wir fanden uns auf eine neue Art wieder und ich fühlte mich für meine jahrelangen Mühen belohnt. Ich hatte immer den Wunsch gehabt, diese Verwundung, die unsere Beziehung durch den Tod des Kindes erlitten hatte, zu heilen. Nun schien es doch noch zu gelingen. Ich hatte es schon fast nicht mehr zu hoffen gewagt. Wir gingen gemeinsam zu einem Vortrag über Trauer, der gerade in der Stadt angeboten wurde. Es war eines der schönsten Ereignisse für mich, dass wir dort gemeinsam hingehen konnten. Sonst hatte ich alles in dieser Richtung immer nur alleine getan. Nach diesem Vortrag hatte ich einen Traum:

> *Am Beginn der Veranstaltung kam der Vortragende auf mich zu und sagte, ich würde heute Abend im Mittelpunkt der Veranstaltung stehen. Ich bekam einen Schreck und dachte, dass ich den Vortrag halten sollte. Der Redner sagte, so hätte er es nicht gemeint und er hätte gehört, dass ich viele Dinge verloren hätte. Er wollte fragen, ob jemand diese hätte und ob ich sie wiederbekommen könnte. Bevor der Mann aber fragen konnte, fiel alles, was ich verloren hatte, vom Himmel: Es waren ein großer, schöner Bergkristall, ein Ring und eine lila Kugel.*

Das war nicht das, was ich verloren hatte, aber anscheinend kamen meine Verluste in einer verwandelten Form zu mir zurück. Ich war vollkommen glücklich. Endlich hatte ich das Gefühl, dass eine Entscheidung für einander gefallen war. Dafür hatte ich in einer fast nicht mehr nachvollziehbaren Weise gekämpft und gelitten. Nun war ich dankbar, dass ich nicht aufgegeben hatte. Wenn ich nicht weitergewusst hatte, dann hatte ich manchmal gedacht: »Nun geht es schon fünf Jahre so und immer noch sind wir kein Stück weiter!« Es war mir unendlich lang erschienen und ich hatte das Gefühl, wir hätten auf der Stelle getreten und keine Entwicklung durchgemacht. Jetzt änderte sich meine Sichtweise und ich dachte: »Wenn ich bedenke, was für eine Aufgabe für uns dahinter steht, was sind dann schon fünf Jahre!«

Eines Abends erhielt ich Besuch von einer Lehrerin vom Kindergärtnerinnenseminar. Frau Ehlert hatte hier in der Gegend zu tun und fragte mich, ob sie in meiner Wohnung übernachten könne. Nach dem Besuch bei mir sollte sie in einer anderen Stadt einen Vortrag über ein Madonnenbild halten. Ich fragte sie, ob sie mir auch ein bisschen darüber erzählen würde. Das tat sie. Sie erzählte mir, dass diese Maria eine innere Schauung des Malers gewesen sei und dass es nicht die Jungfrau Maria sei, sondern die verwandelte Maria, die durch das Leid mit Jesus gegangen war. Ganz langsam und bedeutsam sagte sie: »Und das ist die Maria Sophia.« Da spürte ich augenblicklich meine verstorbene Tochter neben mir und ich dachte an den Satz: »Ich rufe dich bei deinem Namen!«

Maria Sophia, das war der Name von unserem Kind! Es war eindeutig. Sophia, das war damals, als ich schwanger wurde, unsere erste Idee gewesen! Dann hatten wir den Namen wieder verworfen, weil Gerrit eine ungute Erinnerung mit diesem Namen verband. Ich hatte nie wieder daran gedacht. Sophia, das war der einzig richtige Name für dieses

Kind. Warum war ich nicht früher darauf gekommen? Es hatte heute keine Bedeutung mehr, und trotzdem war ich froh, dass ich den Namen gefunden hatte.

Es ging mir gut, aber ich ahnte, dass irgendetwas nicht stimmte. Ich schlief schlecht und träumte wirres Zeug. Aber ich wollte nichts davon wissen, dass irgendetwas nicht in Ordnung sein könnte. Endlich war alles gut und es sollte so bleiben.

Am Karfreitag hatte ich einen Traum von meinem verstorbenen Vater:

> *Ich öffnete die Schlafzimmertür einen Spalt und sah, dass das Krankenbett wieder dastand. Es war alles so wie während der Krankheit meines Vaters, aber es war ein blauer Himmel über seinem Bett gespannt wie über einer Wiege. Ich war sehr erstaunt und meinte anfangs, dass ich mich getäuscht hätte. Ich sagte: »Papa, bist du wieder da? Geht das?« »Natürlich geht das«, antwortete mein Vater, »ich war schon so oft hier, um mich euch zu zeigen oder mit euch Kontakt aufzunehmen. Aber ihr glaubt es ja immer nicht oder meint, ihr wäret geblendet.« Ich dachte, jetzt hätte ich die Chance, jetzt könnte ich ihn fragen und ich fuhr fort: »Papa, wie ist es denn mit dem Sterben und mit dem Tod und dem, was danach kommt?« Mein Vater antwortete: »Das ist schon ganz richtig so, wie du das denkst. Aber letztlich ist das Sterben eine Einweihung, die jeder selber machen muss!«*

Ich kannte die Erfahrung schon, am Karfreitag besondere Träume zu haben. Auch dieser Traum war wichtig für mich. Viele Menschen sagen, man könne nicht wissen, was nach dem Tod sei, denn es sei noch niemand zurückgekehrt. Aber durch die Erfahrung mit meinem Vater und meinen Kindern wurde ich immer gefestigter in meiner Auffassung, dass die Verstorbenen in einer anderen Existenzweise weiterleben. Ich spürte auch, dass es eine Verbindung und sogar so etwas wie eine Zusammenarbeit zwischen den Verstorbenen und uns Lebenden gibt. Manchmal hörte ich im Aufwachen Botschaften oder Antworten auf Fragen. Bei meiner Arbeit mit trauernden Menschen spürte ich deutlich die Unterstützung meiner verstorbenen Kinder. Ich pflegte die Beziehung zu den Verstorbenen, indem ich täglich für sie betete. Mein Gefühl war, dass ich sie brauchte, aber auch, dass sie mich brauchten. Es schien mir nicht wahr zu sein, dass die Verstorbenen nur im Licht leben würden und unsere Liebe nicht mehr bräuchten. Dieser Traum war für mich eine Bestätigung aus einer anderen Welt.

Gerrit und ich fuhren zusammen eine Woche in ein kleines Ferienhaus an die Nordsee. Wir waren fast nie im Urlaub gewesen, solange wir uns kannten und es war das erste mal, dass wir alleine wegfuhren und einfach nur Zeit für uns hatten. Es war wunderschön. Wir hatten es nur gut miteinander. Es entstand so viel Vertrautheit und Nähe zwischen uns wie kaum jemals zuvor. Das machte mich zutiefst glücklich und ich hatte den Gedanken, dass das Glück, das wir erleben durften, als wir uns kennengelernt hatten, uns geschenkt worden war. Aber dieses Glück, das hatten wir errungen. Das machte es noch wertvoller.

Drei Wochen nach unserem Urlaub war ich bei einer Theaterprobe in der Kirche. Wir studierten ein Stück über Judas ein. Ich stand vor dem Altar und sprach meinen Text. Plötzlich hatte ich das Gefühl, ich würde neben mir eine Stimme hören: »Sophia wird dir helfen.« Immer wieder hörte ich es. Das beunruhigte mich sehr. Was würde geschehen, dass ich Hilfe bräuchte? Ich dachte gleich an Unfall, Tod und solche Dinge. An diesem Abend fuhr ich ganz vorsichtig nach Hause, aber es geschah nichts Bedrohliches oder Ungewöhnliches. Ich war sehr aufgeregt. Aber als ich schlafen ging, hatte ich mich so weit beruhigt, dass ich denken konnte: Wenn etwas Schlimmes geschehen wird, dann kann ich es sowieso nicht ändern. Aber dann habe ich jedenfalls jemanden, der mir helfen wird. Mit diesem Gefühl konnte ich einschlafen. Auch der nächste Tag verlief normal.

Drei Tage nach diesem Erlebnis sprach ich abends mit Gerrit. Er sagte: »Ich möchte dir etwas sagen. Ist dir eigentlich klar, dass ...«

Da hörte ich es wieder: »Sophia wird dir helfen.« Aha, dachte ich, das ist es also. Nun wird es ernst.

Es wurde tatsächlich ernst. Gerrit verließ mich in dem Moment, in dem die Nähe am größten war. Diese Nähe konnte er nicht aushalten. Er nahm die Beziehung mit Susanne wieder auf. Ich wollte es nicht wahrhaben. Gerrit hatte schon so oft gesagt, dass er sich von mir trennen würde.

Ich traf mich mit Susanne. Da spürte ich, dass ich jetzt nicht mehr kämpfen durfte und mich zurückziehen musste. Ich sah, dass in der Beziehung zwischen Gerrit und Susanne etwas war, das gelebt werden musste. Ich hatte immer Angst vor dieser Trennung gehabt, aber es war viel schlimmer, als ich es mir hatte vorstellen können. Ich hatte das Gefühl, mir sei die Haut abgezogen. Den ganzen Körper spürte ich wie eine einzige Wunde. Wie überlebten das andere Menschen? Gerrit und ich besprachen das Nötigste, was seine Verbindung zu Marike betraf. Ansonsten sahen wir uns nicht wieder. Wir hatten keinen Kontakt mehr miteinander. Ich hätte so gerne mit ihm gesprochen, aber ich hatte das Gefühl, dass ein so starkes Band uns fesselte, dass wir uns nicht gegenübersitzen und miteinander sprechen konnten. Dieses Band war geknüpft aus Liebe und Widerstand, aus Verletzung und Vergebung und wahrscheinlich vielem mehr, und es schien mir einfach nicht möglich, es zu zertrennen.

Ich fühlte mich unglaublich gedemütigt, fallen gelassen wie eine heiße Kartoffel. Aber ich hatte auch eine Seite in mir, die sagte, dass es gut und notwendig so sei. Wir hatten uns miteinander festgefahren und kamen nicht weiter. Aber diese Ansicht war nur in meinem Kopf, der dachte; fühlen konnte ich nur Schmerz. Ich war eifersüchtig, ich war neidisch, ich war missgünstig. Ich fühlte mich schlecht und elend mit diesen Gefühlen. Wie hatte ich das eigentlich vor einem halben Jahr gemacht, als die erste Trennung war? Da war ich gar nicht eifersüchtig gewesen. Da war ich völlig offen und frei von diesen negativen Gefühlen gewesen. Im Gegenteil, ich hatte sogar Frieden mit meinem Leben empfunden. Warum konnte ich jetzt nicht ähnlich reagieren? Ich war weit davon entfernt. Erst jetzt fiel mir auf, dass ich beim ersten Mal im Herbst sehr ungewöhnlich reagiert hatte. Wo war damals die Verletztheit, die Enttäuschung geblieben? Wieso war ich damals frei von Eifersucht oder jeglichen anderen negativen Gefühlen gewesen? Plötzlich dachte ich, dass diese Reaktion nicht normal gewesen war. Zum ersten Mal kam mir der Gedanke, dass meine Großzügigkeit damals etwas zu tun haben könnte mit dem nächtlichen Erlebnis, das ich davor hatte.

Ich hatte doch diese Traumberührung mit dem Altar gehabt und war mit so viel Licht, Wärme und Liebe wieder aufgewacht. Noch nie hatte ich einen Zusammenhang zwischen diesen beiden Erfahrungen gesehen. Ich hatte sowieso nie wieder daran gedacht, was ich damals eigentlich erlebt hatte, als ich mit so viel Schmerz eingeschlafen und voller

Licht wieder aufgewacht war. Auch wurde mir zum ersten Mal bewusst, dass das Licht und die Wärme nicht von oben kam, sondern von unten, aus der Tiefe.

Erst jetzt, ein halbes Jahr später, machte ich mir Gedanken darüber. Dieses Lichterlebnis aus der Nacht hatte den Egoismus, dass etwas so kommen sollte, wie ich es wollte, von mir genommen. Jetzt hatte ich diese Hilfe nicht und ich fühlte mich meinen negativen Gefühlen ausgeliefert. Die Erfahrung, verlassen zu werden, machte meine Schattenseiten sichtbar: den Egoismus, etwas haben zu wollen, Wut, Missgunst und Eifersucht. Das hatte ich auch nach dem Tod von unserem Kind so erlebt. Ich versuchte nicht, diese Gefühle nicht haben zu wollen oder zu dürfen. Nein, ich hatte sie und ich dachte: So schrecklich fühlt es sich an, wenn sich das Böse in dir ausbreitet. Ich empfand, dass ich alleine mit diesen Gefühlen nicht fertig werden würde. Ich brauchte Hilfe. Ich legte diese schrecklichen Gefühle in mir Christus vor die Füße und bat ihn, sie von mir zu nehmen. Etwas anderes konnte ich nicht tun.

Abgesehen von diesen negativen Gefühlen ging es mir nach einigen Wochen einigermaßen gut. Ich hatte das Gefühl gehabt, dass sich so etwas wie eine unsichtbare Hülle um Gerrit, Marike und mich als Familie gelegt hatte, die uns geschützt hatte. Dieser Schutz war nun verschwunden und meine Familie bestand jetzt nicht aus Marike und mir, sondern aus Marike, mir und einem Loch. Dieses Loch war immer da und tat immer weh. Ich spürte aber auch, wie ich getragen wurde, wie mir aus dem Geistigen jemand helfend zur Seite stand. Es stand immer so etwas wie eine Polsterwand zwischen mir und dem Abgrund.

Drei Monate nach der Trennung war ich auf einem Seminar. Ich weiß nicht mehr, was das Thema war, aber auf jeden Fall wurde über Liebe gesprochen. Plötzlich konnte ich in mir erleben, dass es eine Form von Liebe gab, die auf einer anderen Ebene lag als Partnerschaft, Ehe und Sexualität. Diese Liebe ließ sich nicht dadurch irritieren, wer gerade mit wem zusammen war. Ich hatte das Gefühl, dass ich diese Ebene erreicht hatte und dass eine andere Form von Liebe für Gerrit bleiben würde, die nicht mehr zu erschüttern war. Damit war ich von meinen negativen Gefühlen befreit. Aber damit war noch längst nicht alles ausgestanden.

Marike ging es schlecht. Sie war verunsichert und klammerte sich an mich. Sie brauchte sehr viel Sicherheit von mir und konnte es nicht mehr aushalten, wenn ich wegging. Sie träumte, dass sie Gerrits Wohnung nicht mehr finden konnte und durch die ganze Stadt lief und suchte. Sie hatte eine starke Beziehung zu Gerrit, konnte mit ihren neun Jahren nicht begreifen, was geschah, und sie litt sehr. Ich hätte alles versucht, um ihr dieses Leiden zu ersparen, aber ich konnte es nicht ändern. Sie ging seit der Trennung einen Tag in der Woche zu Gerrit. Sie hatte Sehnsucht und fragte, ob sie nicht auch mal am Wochenende zu ihm gehen könnte.

Ich war in großer Sorge um Marike und verabredete mich mit Gerrit, um mit ihm darüber zu sprechen. Es war seit einem halben Jahr das erste Mal, dass wir uns begegneten und miteinander sprachen. Ich war aufgeregt und ich freute mich.

Wir trafen uns am nächsten Morgen. Es war merkwürdig, in Gerrits Wohnzimmer zu sitzen. Ein halbes Jahr sollte das her sein? Es war mir alles noch so vertraut, als sei ich letzte Woche hier gewesen. Ich erzählte von Marike, dass sie so anhänglich, ängstlich und traurig sei, dass ich die letzten Wochen nicht mehr ohne sie aus dem Haus gehen konnte. Sie wünschte sich mehr Kontakt mit ihn und ich wollte mit ihm darüber sprechen, ob es möglich sei. Gerrit kämpfte während des ganzen Gesprächs mit den Tränen. Ich hatte das Gefühl, dass er unter der Trennung nicht weniger gelitten hatte als ich. Was für ein Wahnsinn!

Wir hatten ein gutes Gespräch. Gerrit wollte über Marikes Wunsch mit Susanne sprechen und er schlug vor, dass wir uns nach Weihnachten noch einmal mit einem Bekannten von ihm zusammen treffen sollten, der berufliche Erfahrungen mit Scheidungen, Trennungen und Besuchsregelungen für die Kinder hatte. Das hielt ich für eine gute Idee.

Die ganze Weihnachtszeit über war Marike krank. Sie hatte Masern mit hohem Fieber. Das verstärkte die anhängliche, Nähe suchende Stimmung, in der sie ohnehin war.

Im neuen Jahr sollte das in Aussicht genommene Treffen mit Gerrit und Herrn Holler stattfinden. Am Abend vor dem Treffen nahm ich den Wunsch mit in die Nacht, wachsam zu sein und keine falsche Entscheidung zu treffen. In der Nacht träumte ich:

Herr Holler sagte zu mir, ich solle bei Mose I, Kapitel 28 nachlesen.

Dort fand ich die Geschichte von Jakobs Traum. Isaak hatte Jakob in ein anderes Land geschickt, um sich eine Frau zu suchen. Auf dieser Reise in einem fernen Land hatte Jakob unterwegs einen Traum: Er sah eine Treppe, die auf der Erde stand und bis zum Himmel reichte. Auf ihr stiegen die Engel Gottes auf und nieder. Der Herr stand oben und sprach, dass er sein Gott sei: »Ich bin mit dir, ich behüte dich, wohin du auch gehst. Denn ich verlasse dich nicht, bis ich vollbringe, was ich dir versprochen habe.« Jakob erwachte aus seinem Schlaf und sagte: »Wirklich, der Herr ist an diesem Ort, und ich wusste es nicht. Hier ist nichts anderes als das Haus Gottes und das Tor des Himmels.« Dieser Traum gab mir keine Antwort oder Richtung, aber ich fühlte mich beschützt und gestärkt. Gott hatte in dem Traum gesagt: »Ich behüte dich, wohin du auch gehst.« Das war gut so.

Am nächsten Tag fand das Treffen zu dritt statt. Wir trafen uns in dem Büro von Herrn Holler. Während des Gesprächs fragte Herr Holler Gerrit, ob er sich jemals bei mir entschuldigt hätte. Daraufhin sprach Gerrit über unser verstorbenes Kind und über seine Gedanken dazu mit sehr viel Zorn und Hass, wobei er mich mit nichts verschonte. Herr Holler war fassungslos. Aus diesem Gespräch ging ich mit der größten Verletzung meines Lebens heraus. Wie war es dazu gekommen? Es war müßig, darüber nachzudenken, aber ich wusste, dass ich mich so einer Situation, in der ich mich so verletzen ließ, nie wieder aussetzen durfte. Gerrits Worte steckten wie Messer in meinem Bauch. Sie blieben dort, ich konnte mich von dieser Verletzung nicht wieder erholen. Gerrit hatte sich für mich von einer kaum vorstellbaren, verantwortungslosen Seite gezeigt. Er schlug immer noch um sich, wenn man ihn auf den Tod unseres Kindes ansprach. Nach sechs Jahren reagierte er noch wie unmittelbar danach.

Ich musste mich schützen. So eine Verletzung durfte ich mir nicht noch einmal zuziehen. Ich schrieb ihm einen Brief. Ich glaube, es war das erste Mal, dass ich mich entschieden von einer anderen Seite zeigte. Ich schrieb ihm, dass ich entsetzt wäre über seine unreflektierte, pubertäre Haltung und dass ich nichts mehr mit ihm zu tun haben wolle.

Ich hatte das Gefühl, es sei jetzt wirklich zu viel gewesen und ich müsste ein klares Wort sprechen, aber es ging mir, nachdem ich den Brief abgeschickt hatte, sehr schlecht. Hatte ich das wirklich tun dürfen? Liebe und Vergebung waren immer so hohe Ideale für mich. Nachdem ich den Brief abgeschickt hatte, las ich in dem Buch ›Mirjam‹ von Luise

Rinser. Gerade kam ich an die Stelle, in der es um das Gleichnis von dem verlorenen Sohn ging.

Dort stand: »Der Vater ist derselbe, gewiss. Aber der Sohn ist verwandelt, und also verwandelt sich auch der Vater. Aber Fortgehen und Heimkehr bewirkt radikale Änderung des Ganzen. Das Alte wird zum Neuen. Was aber bleibt ist die Liebe des Vaters.« Ich fühlte mich bestärkt darin, dass man manchmal fortgehen muss, manchmal einen Bruch machen muss, damit sich wirklich etwas verwandeln kann. Die Tatsache, dass ich gerade jetzt an diese Textstelle kam, war für mich wie eine direkte Antwort auf meine innere Not.

Aber ich konnte mich trotzdem von dieser Verletzung nicht erholen. Ich war bei der Arbeit und spürte so viel Schmerz, dass ich nicht ein noch aus wusste. Ich ließ alles stehen und liegen und fuhr heulend zum Friedhof. Gedanken quälten mich: Was mache ich mit dieser Verletzung? Ich spüre Gerrits Worte wie Messer in meinem Bauch. Dann dachte ich plötzlich: Du musst diese Messer doch nicht in deinem Körper lassen. Ziehe sie doch heraus! Ich konnte physisch spüren, wie die Messer herausgezogen wurden und eine Befreiung und Erleichterung sofort eintrat. Plötzlich schien es mir völlig einleuchtend, dass ich diese Messer doch gar nicht in mir drin lassen musste. Ich hatte es doch selber in der Hand, ob ich mich von jemand anderem verletzen ließ!

So konnte ich diesen Schmerz etwas lindern, aber dennoch begann die eigentlich schwere Zeit jetzt erst richtig. Ich hatte zwar einen Schlussstrich gezogen, aber je mehr ich mich bemühte, mich von Gerrit zu distanzieren, desto näher kam er mir innerlich. Ich träumte von ihm und hatte so viel inneren Kontakt, dass ich viel von ihm und seiner Entwicklung mitbekam, ohne dass ich ihn traf oder sprach. Ich dachte fast immer an ihn, morgens, wenn ich aufwachte, bis abends, wenn ich einschlief. Ich merkte, dass meine Umwelt mich nicht verstand und meine Reaktion für übertrieben hielt. Ich verstand mich selber auch kaum, aber es war so, wie es war. Dass Liebe so wehtun konnte!

Auch in der Arbeit ging es mir nicht gut. Es gab viele Schwierigkeiten und ich konnte meinen Platz nicht richtig finden. Ich war zwar auf die Idee der Trauerbegleitung gekommen, aber es fehlte mir der innere Entschluss dazu. Ich hatte eine Arbeit aufgebaut, die trauernden Menschen Hilfe anbot, aber die Arbeit lief sehr schleppend an und ich war verunsichert, ob ich diesen Weg weiterverfolgen sollte. Einerseits fühlte ich mich durch meine Erfahrungen prädestiniert für diese Aufgabe. Aber eine andere Seite in mir zögerte. Trauer spielte in meinem Leben eine so große Rolle. Ich wollte es nicht zu meinem Lebensthema machen. Ich wollte nicht immer nur Trauer spüren und über Trauer sprechen. Ich hatte eine große Sehnsucht, auch einmal wieder an der leichteren Seite des Lebens teilzuhaben. Deshalb konnte ich mich nicht richtig entschließen, mehr Kraft und Zeit in den Aufbau der Trauerbegleitungsarbeit zu investieren. Ich konnte zu keiner Entscheidung kommen und entschloss mich, einen dreiwöchigen Fortbildungskurs für Trauerbegleitung zu besuchen, um Klarheit zu finden. Die erste Woche hatte im Herbst stattgefunden. Die zweite Woche fand jetzt im Frühling statt. Ich hatte es übernommen, ein Referat über mehrfache Verluste vorzubereiten.

Als wir zur zweiten Seminarwoche zusammenkamen, herrschte in der Gruppe eine furchtbar depressive und gedrückte Stimmung. Alle berichteten von Krankheit, Unglück und wussten nicht, wie es weitergehen sollte. Meine spontane Reaktion war, dass ich dachte, ich hätte lieber zu Hause bleiben sollen. Wir nahmen eine Zeiteinteilung vor für die Referate, die wir zu Hause vorbereitet hatten. Wegen der in der Gruppe herrschenden Lethargie erklärte ich mich bereit, mit meinem Referat am Nachmittag den Anfang zu machen, obwohl ich mit der Vorbereitung noch gar nicht ganz fertig war. Ich sprach über meine Erfahrungen mit meinen Verlusten. Ich erzählte, wie alles angefangen hatte mit dem Traum des Namens ›Elias‹, in welcher Weise ich mich bis heute meinen Herausforderungen im Leben gestellt hatte und dass ich sicher sei, dass diese Erfahrungen, so schmerzvoll sie auch waren, zu meinem Leben gehörten, dass ich sie nicht noch einmal durchmachen möchte, dass ich sie aber auch nicht missen möchte.

Nachdem ich gesprochen hatte, war die Stimmung im Raum völlig verändert. Ich konnte selber spüren, welche Stärke und welche Liebe zum Leben ausgegangen war von dem, was ich gesagt hatte. Das war in meinem Prozess die wesentliche Erfahrung, die ich für meine Entscheidung brauchte, dass ich trauernden Menschen helfen wollte. Diese Kräfte, die ich an diesem Nachmittag gespürt hatte, wollte ich einsetzen für andere Menschen, die durch den Tod in eine innere Not geraten waren.

Nachdem ich mit meinem Bericht abgeschlossen hatte, kamen zwei Frauen des Kurses zu mir und sagten, dass sie sich in ihrer Trauer auch von Elias begleitet gefühlt hätten. Das fand ich verblüffend. Auf der anderen Seite überraschte es mich aber auch nicht. Ich hatte schon lange das Gefühl gehabt, dass Elias viel mehr mit meinem Leben zu tun hatte, als es durch meinen Sohn geschehen war. Ich hatte mich damit zwar nicht weiter beschäftigt, aber meine Gedanken waren in die Richtung gegangen, dass Elias mit Verwandlung im Zusammenhang stand. Im Laufe dieser Woche hatte ich einen Traum, in dem es hieß:

Elias ist kein Name, sondern ein Entwicklungsprozess!

Als ich nach dieser Fortbildungswoche wieder ins Krankenhaus kam, meldeten sich an diesem Tag vier Menschen, die an der Trauerarbeit Interesse hätten. Es war, als wäre die Nachricht durch den Äther gegangen, dass ich nun bereit wäre, diese Aufgabe zu übernehmen. Von diesem Moment an entwickelte sich die Arbeit. Eine solche Erfahrung machte ich immer wieder: Wenn ich ein Thema innerlich gelöst hatte, regelten sich die äußeren Dinge sehr einfach.

Ich musste für diesen Fortbildungskurs eine Abschlussarbeit schreiben. Es interessierte mich jetzt sehr, was es mit Elias auf sich hatte, und ich schrieb in dieser Arbeit über einen möglichen Zusammenhang von Elias mit dem Trauerprozess.

In der Auseinandersetzung mit der Trennung erlebte ich die finsterste Zeit überhaupt. Ich hatte das Gefühl, dass meine Lebenskraft und mein Lebenswille fast erloschen waren. Täglich zogen starke Kräfte an mir, von denen ich den Eindruck hatte, dass sie mich zum Aufgeben zwingen wollten. Sie wollten, dass Liebe in Hass umschlägt, dass Ja-Sagen in Bitterkeit umschlägt. Ich wollte diesen Kräften nicht nachgeben, aber sie waren stark und sie zogen und zerrten an mir ohne Unterlass. Ich fühlte mich häufig abends so schwach und ausgezehrt, dass ich dachte, ich könne am nächsten Tag nicht zur Arbeit gehen. Aber nachts erholte ich mich und am nächsten Morgen ging es wieder von vorne los. Meine Seele war zu einem Schauplatz des Kampfes von Licht und Finsternis geworden. Ich spürte das deutlich und konnte es so bezeichnen, aber ich hatte das Gefühl, das Wissen darum würde mir nicht nützen. Die Finsternis war zu stark und ich zu schwach geworden. Ich fühlte mich unterlegen.

Ich las die Geschichte im Buch Moses zu Ende und ich las über Jakobs Kampf mit Gott am Jabbok:

> *Als er nun allein zurückgeblieben war, rang mit ihm ein Mann, bis die Morgenröte aufstieg. Als der Mann sah, dass er ihm nicht beikommen konnte, schlug er ihn aufs Hüftgelenk. Jakobs Hüftgelenk renkte sich aus, als er mit ihm rang. Der Unbekannte sagte: Lass mich los, denn die Morgenröte ist aufgestiegen. Jakob aber entgegnete: Ich lasse dich nicht los, es sei denn, du segnest mich. Jener fragte: Wie heißt du? Jakob, antwortete er. Da sprach der Mann: Nicht mehr Jakob wird man dich nennen, sondern Israel (Gottesstreiter); denn mit Gott und den Menschen hast du gestritten und hast gewonnen. Nun sagte Jakob: Nenne mir doch deinen Namen. Jener entgegnete: Was fragst du mich nach meinem Namen? Dann segnete er ihn dort. Jakob gab dem Ort den Namen Penuel (Gottesgesicht) und sagte: Ich habe Gott von Angesicht zu Angesicht gesehen und bin doch mit dem Leben davongekommen.*

Ich fühlte mich wie Jakob in diesem Gotteskampf, etwa fünf Monate lang.

Ich habe den Text immer wieder gelesen und ich identifizierte mich stark mit Jakobs Kampf. Was aber nicht in mein Bewusstsein kam, war die Tatsache, dass Jakob diesen Kampf gewinnt. Ich jedoch fühlte mich immer mehr als Verlierer. Jeden Tag kamen mir Gedanken, dass ich an diesem Schmerz sterben würde. Jeden Tag verbot ich mir, solche Gedanken zu haben. Aber sie kamen ungebeten immer wieder. Ich war in einer schrecklich großen inneren Not. Manchmal sprach ich mit Freunden darüber und erwartete eigentlich Hilfe. Aber ich spürte, dass meine Not nicht bei ihnen ankam. Ich erzählte etwas und sie hörten meine Worte, aber meine Bedrängnis konnte ich nicht vermitteln oder die anderen konnten sie nicht wahrnehmen. Ich spürte es immer wieder und ich fühlte mich in diesem Kampf vollkommen allein.

Dann hatte ich einige Träume, die immer wieder vom Umziehen handelten. Entweder wollte ich meine Kleider wechseln oder in eine andere Wohnung ziehen. Einmal träumte ich:

> *Ich war umgezogen in eine schöne Wohnung mit hellen, lichtdurchfluteten, großen Räumen. Ich stand in der Tür zum Garten und schaute nach Osten. Im Garten herrschte eine paradiesische Stimmung. Auf dem Rasen lag der Morgentau. Mitten im Garten stand eine Kastanie. Die Sonne ging gerade auf. Ich stand vollkommen beglückt in der Tür und spürte, dass das Leben in Ordnung war.*

Dieses Gefühl, dass das Leben in Ordnung war, hatte ich in der Realität schon lange nicht mehr gehabt. Aber ich hatte eine große Sehnsucht danach, mich irgendwann wieder so fühlen zu können. Im Traum hatte ich ein Gefühl der Zufriedenheit erlebt, von dem ich kaum noch wusste, dass man es als Lebensgefühl haben konnte. Ich erzählte einer Freundin davon und sie sagte mir, dass die im Osten aufgehende Sonne ein Symbol für Christus ist.

Dann kam die Karwoche und meine Not wurde immer größer. Irgendwann kam ich auf den Gedanken, dass diese Träume vom Umziehen Todesträume sein könnten. Diese neue Wohnung mit den lichtdurchfluteten, weiten Räumen schien mir gar nicht von dieser Welt zu sein. Das hatte mit einem Gemäuer aus Stein nichts zu tun. Ich überlegte, ob diese Träume einen nah bevorstehenden Tod ankündigen könnten. Bei diesem Gedanken bekam ich für einen Moment ein flaues Gefühl im ganzen Körper. Einerseits hatte der Tod nichts Bedrohliches für mich und ich hatte das Gefühl, mit meinen achtunddreißig Jahren viel gelebt zu haben. Außerdem fühlte ich mich müde, mit diesen Verlustschmerzen zu kämpfen. Aber eine andere Seite in mir meldete sich, die mir sagte, dass ich unter allen Umständen bei meiner Tochter bleiben wollte.

Ich bekam Angst, dass ich nun sterben sollte, und ich sprach mit einer Bekannten darüber.

»Nein«, sagte Marianne, »das Gefühl habe ich für dich nicht. Ich habe vielmehr das Gefühl, dass du kurz vor der Lösung stehst.«

IX

Das Bewusstwerden meiner Schuld veränderte mein Leben völlig

Nach dieser Nacht, nachdem ich wirklich am Todespunkt angekommen war, hatte ich einen wichtigen Traum. Es war die Nacht zum Karfreitag.

Ich träumte, dass mein verstorbener Vater zu mir sagte, ich hätte vergessen, eine Rechnung über 191 Mark zu bezahlen.

Ich hatte diesen Traum anfangs gar nicht so deutlich wahrgenommen, denn in der Nacht davor hatte ich einen Traum, der viel beeindruckender war. Ich hatte eine Bekannte, mit der ich durch das Thema Sterben verbunden war. Cillys Eltern starben beide vor drei Jahren, als auch mein Vater starb. Sie hatte damals mit ihren drei kleinen Kindern eine so schwere Zeit, dass sie sich nicht wieder erholte. Ich träumte:

Ich kam in die Wohnung von Cilly. Es herrschte überall Chaos und sie war völlig erschöpft und konnte nicht mehr weiter. Ich riet ihr, sich doch eine Hilfe zu nehmen. Sie sagte, das könne sie sich nicht leisten. Ich ließ mir von ihr ihren Mietvertrag geben, denn ich wollte ausrechnen, ob sie eine Unterstützung vom Sozialamt bekommen könnte. Plötzlich kam ihre verstorbene Mutter in die Wohnung und begann ganz leise und unauffällig überall aufzuräumen. Ich ging mit dem Mietvertrag in ein Zimmer, das man sonst nicht betrat. An einem großen Schreibtisch, überhäuft mit Papieren, saß ihr Vater und ordnete ihre Sachen. Ich sagte, ich hätte hier auch noch den Mietvertrag. Er antwortete, den solle ich auf den Schreibtisch legen. Dazu würde er erst nach Mitternacht kommen. Als ich wieder in die anderen Zimmer kam, hatte die Mutter alles aufgeräumt.

Ich schrieb den Traum auf und schickte ihn Cilly. Als ich dann in der nächsten Nacht träumte, dass mein Vater sagte, ich hätte vergessen, eine Rechnung zu bezahlen, dachte ich: Nicht nur Cillys Vater bringt ihre Sachen in Ordnung, auch mein Vater hilft mir, meine Sachen zu ordnen. Erst im Laufe der Wochen kam mir die Frage, was für eine Rechnung das sein könnte. Es musste mit Schuld zu tun haben. Es fiel mir nicht ein, so sehr ich auch überlegte.

Es ging mir nach wie vor schlecht. Immer noch fühlte ich mich in diesem täglichen Kampf mit der Dunkelheit wie Jakob am Jabbok. Die Trennung lag jetzt schon ein Jahr zurück, aber immer noch konnte es geschehen, dass ich nachts aufwachte und so einen Schmerz spürte, dass ich dachte, ich müsste aus dem Fenster springen. Mit der Zeit wurde es mir immer dringlicher herauszufinden, um welche Rechnung es sich handeln könnte. Welche Schuld war das, die ich nicht beglichen hatte? Ich prüfte mein Gewissen und holte alle Situationen aus der Erinnerung in mein Bewusstsein, in denen ich glaubte, Fehler gemacht zu haben oder schlecht gewesen zu sein. Aber das alles konnte es nicht sein. Ich grübelte und grübelte, denn immer stärker wurde mein Gefühl, ich müsste es unbedingt herausfinden und würde nur weiterkommen können, wenn ich diese Schuld begleichen könnte. Nach sechs Wochen war ich immer noch ratlos und es kam mir der Gedanke, ob ich es durch eine ›Phantasiereise‹ im Unbewussten finden könnte. Ich rief meine Freundin Edda an und bat sie, mit mir so eine Reise zu machen.

Es entstanden während der Phantasiereise aber keine inneren Bilder, sondern es entwickelte sich so, dass ich weinte und weinte und weinte.

Edda sagte: »Ich habe gar nicht gemerkt, dass du so leidest.« Nicht nur sie, niemand hatte es bemerkt, wie schlecht es mir gegangen war. Das war mir schon bewusst, dass ich es für die Menschen in meinem Umfeld nicht hatte spürbar machen können.

Am nächsten Tag ging ich zum Friedhof und versuchte, noch einmal einzutauchen in diesen Traum mit der Rechnung und innere Bilder entstehen zu lassen.

> *Da kam mir ein Bild von einem Turm wie bei Dornröschen. Von oben schien Licht in den Turm hinein und ich sah, dass Gerrit kauernd auf dem Boden saß. Er war wie verzaubert und wartete auf Erlösung.*

Ich hatte den ganz starken Wunsch, ihm zu helfen. Ich fragte mich, wann wohl die hundert Jahre des Dornröschenschlafes um sein würden. Auch hatte ich das Gefühl, dass ich nah an der Lösung war, und ich bat Edda, noch einmal eine Reise mit mir zu machen. Bei diesem Besuch entstanden innere Bilder.

> *Es begann auf dem Friedhof. Dann kamen Bilder von der Sonne, von Christus und meiner Tochter Sophia. Christus verwandelte sich in einen alten Mann aus einer ganz anderen Zeit und Kultur, in dem ich früher schon einmal Gerrit erkannt hatte. Plötzlich hatte ich das Gefühl, die Erde täte sich einen Spalt auf,*

und im Inneren der Erde konnte ich sehen, was die Rechnung war. Es ging um die Schuld. Es war die Schuld, die ich Gerrit zugewiesen hatte, vor allem für den Tod unserer Tochter.

Die Phantasiereise hätte für mich hier zu Ende sein können, denn ich hatte gefunden, was ich gesucht hatte. Aber sie ging noch weiter:

Ich saß mit Gerrit zusammen auf einer Bank auf dem Friedhof. Ich weiß nicht mehr, worüber wir sprachen. Ich erinnere mich nur an den Schluss. Er stand auf und ging und sagte, er würde nicht zu Susanne gehen, aber er müsste seinen eigenen Weg gehen.

Dieses Erlebnis war für mich eine Offenbarung. Es ging um die Schuld. Den Traum hatte ich Karfreitag gehabt. Plötzlich konnte ich so viel verstehen von all den Dingen, die mich so verletzt hatten. Gerrit war gefangen, eingesperrt in einem Komplex von Schuldgefühlen. Er hatte grundsätzlich eine starke Tendenz zu Schuldgefühlen. Er bemühte sich immer, alles sehr gut bis perfekt zu machen. Ich hatte auch manchmal das Gefühl, dass er sich für mich nicht gut genug fühlte. Er hatte sich selbst ein Gefängnis aus Schuld und Unzulänglichkeitsgefühlen gebaut. Ich hatte ihm dabei geholfen, die Mauern noch höher zu ziehen. Mir wurde plötzlich klar, warum er so um sich geschlagen hatte, als Herr Holler ihn damals gefragt hatte, ob er sich jemals bei mir entschuldigt hätte. Mir wurde auch klar, dass er deshalb nicht auf mich zukommen konnte, sondern dass ich auf ihn zugehen musste.

Dieses Bewusstwerden meiner Schuld veränderte mein Leben völlig. Plötzlich konnte ich wieder das Gefühl haben, es ist alles gut, es ist alles in Ordnung so, wie es ist. Dieses

Gefühl, dass die Welt wieder ›in der Ordnung‹ war, war für mich unbeschreiblich. Ich hatte es mir so gewünscht und es war eine große Erleichterung.

Ich rief Gerrit an. Mir kamen sofort die Tränen, als ich zu ihm sagte: »Ich habe immer gedacht, dass es mal einen Tag geben würde, an dem wir uns wieder begegnen könnten.« Er meinte daraufhin: »Und nun ist der Tag da.«

Wir trafen eine Verabredung miteinander. Ich besuchte Gerrit zwei Wochen später. Ich erzählte ihm, wie es mir ergangen war. Ich erzählte von meinem Traum mit der Rechnung und wie ich versucht hatte herauszubekommen, um welche Rechnung es sich handeln könnte. Ich erzählte ihm von der Phantasiereise und dass ich die Rechnung in der Schuldzuweisung an ihn gefunden hätte. Und ich sagte, dass ich gekommen sei, um ihm zu sagen, dass es mir Leid täte. Gerrit weinte. Ich hatte genau ins Schwarze getroffen. Er bedankte sich, dass ich gekommen war, um ihm das zu sagen, und meinte: »Ich habe so viele Schuldgefühle, dass ich überhaupt nicht mehr auseinander halten kann, wo ich schuld bin und wo nicht. Alles ist ein Wust von Schuld.« Ich sagte, dass für mich jetzt alles so in Ordnung sei, wie es ist. »Wirklich?«, fragte er. Er hatte immer Zweifel, dass es in Ordnung war, was er tat. Wir besprachen, dass wir uns ab und zu wieder treffen und ganz langsam wieder Kontakt miteinander aufnehmen wollten.

Dieses Treffen war eine unglaubliche Erlösung für uns beide. Ich musste an Märchen denken, in denen die Gestalten oft über lange Zeiträume verzaubert sind. Dann wird ein bestimmtes Wort gesprochen oder eine bestimmte Prüfung bestanden, und der Zauberbann ist gebrochen und die Gestalt erlöst. Ich fühlte mich fast ein bisschen wie im Märchen oder im Traum. War das wirklich von dieser Welt, was hier geschah? Irgendwie war es das. Ich weiß, wo wir gesessen haben und was wir gesprochen haben. Und irgendwie war es das auch nicht. Mein Lebensgefühl war ein vollkommen anderes. Ich fühlte mich erlöst, frei, leicht und glücklich. Viele Jahre hatte ich das nicht mehr gekannt.

Vier Tage nach meinem Treffen mit Gerrit war Sophias Himmelsgeburtstag (so hatte ich den Todestag umbenannt). Ich verbrachte diesen Tag nicht mehr heimlich allein und traurig zu Hause, sondern ich nahm mir an diesem Tag etwas besonders Schönes vor. Ich ging in ein Konzert in die Kirche. Während ich in dem Konzert saß, spürte ich etwas, was mich anfangs skeptisch machte. Ich hatte häufig Herzschmerzen gehabt. Diese Schmerzen hatte ich schon seit zwölf Jahren, seit meinem ersten Kind. Ich war nie zum Arzt gegangen, weil ich wusste, woher diese Herzschmerzen kamen. Ich akzeptierte es, dass diese Herzschmerzen zu mir gehörten, und ich wunderte mich nicht, dass all diese Verwundungen auch physisch dazu führten, dass mein Herz mir wehtat. Aber nun spürte ich, dass mein Herz geheilt war.

Ich hatte immer den Wunsch nach Heilung gehabt. Heilung war in meiner Phantasie immer gewesen, dass wir wieder zusammenkommen würden, dass wir uns füreinander entscheiden würden und zusammen mit Marike leben könnten. Heilung war in meinen Wunschvorstellungen gewesen, den alten Zustand wiederherzustellen.

Nun war Heilung ganz anders geschehen. Zwölf Jahre waren es, in denen ich um Heilung gerungen hatte. Oft hatte ich gedacht, dass meine Seele wie ein ausgewrungener Wischlappen gewesen war. Es hatte so viele Versuchungen gegeben, einfach aufzugeben. Ich hatte es empfunden, als hätte von unten etwas an mir gezogen und mich mit nach unten ziehen wollen mit dem Aufruf: Gib auf! Werde einfach wahnsinnig! Werde einfach krank! Flüchte dich in Bitterkeit! Resigniere! Nun war ich dankbar, dass ich diesen Versuchungen widerstanden hatte. Ich wurde sehr dafür belohnt. Das, was meine Verluste und mein Schmerz gewesen waren, wurde jetzt mein Reichtum. Ich erinnerte mich an den Traum, den ich vor langer Zeit gehabt hatte. Das, was ich verloren hatte, fiel verwandelt vom Himmel in Form eines Ringes, eines Bergkristalles und einer lila Kugel.

Endlich hatte ich das Gefühl, dass diese unsichtbare Hülle um Marike und mich sich wieder schließen würde. Fast das ganze Jahr hatte ich es empfunden, dass ein Loch in dieser Hülle war und dass wir in gewisser Weise schutzlos waren. Nun hatte diese Schutzhülle sich wieder um uns geschlossen.

Das Wesentliche war für mein Gefühl geschafft. Wir hatten den Kontakt wieder aufgenommen, es hatte etwas wie Vergebung stattgefunden und wir waren ausgesöhnt mit unserem gemeinsamen Weg, den wir uns gegenseitig nicht einfach gemacht hatten. Aber ich muss gestehen, dass ich immer noch hoffte, dass wir irgendwann wieder zusammenkommen würden. Ich wusste, dass ich nichts aktiv unternehmen dürfte, aber ich wollte einfach abwarten. Ich hatte jetzt schon so viele Jahre auf Gerrit gewartet, nun kam es auf ein paar Jahre mehr oder weniger nicht mehr an.

In meiner Arbeit fühlte ich mich nun sehr wohl. Ich hatte meine Aufgabe im Krankenhaus gefunden. Mein Angebot der Trauerarbeit wurde sehr gut angenommen. Inzwischen war ein Hospiz eröffnet worden und ich übernahm auch dort die Begleitung der trauernden Menschen. Damit war ich wieder an dem Ausgangspunkt angelangt. Mit dem Vortrag für die Hospiz-Initiative hatte meine Arbeit in diesem Bereich ihren Anfang genommen. Für meine Fortbildung in der Trauerbegleitung musste ich jetzt eine Abschlussarbeit schreiben. Ich schrieb über meine Erfahrungen, über die Träume, die mich immer zu dem nächsten Schritt geführt hatten, und darüber, welche Bedeutung Elias für den Trauerprozess haben könnte. Ich tauchte in meine ganzen schmerzvollen Erfahrungen noch einmal ein. Dennoch ging es mir so blendend, ich fühlte mich so erlöst, dass mir das gut möglich war. Das Schreiben regte mein inneres Leben sehr an. Ich träumte wie noch nie und empfand diese Arbeit des Schreibens wie einen ›Seelenhausputz‹.

Ich befasste mich intensiv mit Elias. Das hatte ich mir immer schon einmal gewünscht. Nun hatte ich endlich einen Anlass, dass ich mir die Zeit dazu nahm. Ich hatte schon lange eine Ahnung, dass Elias mehr mit meinem Leben zu tun hatte, als ich anfangs gedacht hatte. Nachdem ich gehört hatte, dass auch andere Menschen sich von Elias begleitet fühlten, als sie in der größten Not gewesen waren, war ich noch neugieriger geworden. Durch die Auseinandersetzung mit Elias gelang es mir, meine ganze Geschichte noch einmal von einem anderen Standpunkt aus zu betrachten.

Zu Elias gehört eine große Kraft, Mut, Gottvertrauen und Demut, Einsamkeit, Tod und Auferstehungskraft und die Fähigkeit, Gottes Stimme im Inneren zu hören. Er folgt dieser Stimme ohne Zögern und ohne Zweifel und er kämpft leidenschaftlich für seinen Herrn. Aber zu ihm gehört auch die Verzweiflung. »Es ist genug«, heißt es in der Bibel. Auch er kapituliert und will sterben. In diesem Moment bringen die Engel ihm Nahrung, denn er hat noch einen langen Weg zu gehen. Ich empfand die Geschichte des Alten Testaments wie ein Urbild von Erfahrungen, die auch hinter meinem Leben stehen.

Meine Stimmung war völlig verändert. Es ging mir richtig gut. Mit Gerrit nahm ich ganz langsam wieder Kontakt auf. Wir trafen uns anfangs in großen Abständen, mit der Zeit aber immer häufiger. Von Susanne trennte er sich bald wieder. Abermals hatte ich einen Traum, der mir half, etwas Verborgenes ins Bewusstsein zu bringen. Ich träumte:

> *Ich erwartete ein Kind und stand vor der Geburt. Ich war in meinem Elternhaus und die ganze Familie war um mich herum. Gerrit wollte heute verreisen. In einer Dreiviertelstunde ging sein Schiff nach Schweden. Das war im Traum ganz normal für mich, wir hatten es so verabredet. Ich wollte ihn verschonen. Plötzlich wurde mir aber bewusst, dass ich ihn während der Geburt bei mir haben wollte, und ich bat jemanden, ihn anzurufen. Dann müsste er in einer Dreiviertelstunde entscheiden, ob er zurückkommen oder verreisen wolle.*

Durch diesen Traum ausgelöst, fiel mir am nächsten Tag ein, was für ein Horror für ihn die Geburt unserer Tochter gewesen sein musste. Sie lag jetzt sechs Jahre zurück, ich hatte so viel mit dem Thema Trauer zu tun, aber wir hatten noch nie darüber gesprochen. Ich hatte es nicht einmal bemerkt, dass wir noch nie darüber gesprochen hatten. Dieses Ereignis war so traumatisch gewesen, dass wir es völlig verdrängt hatten. Ich habe an die Zeit von einer Dreiviertelstunde unmittelbar nach der Entbindung keine Erinnerung mehr. Die Zeit fehlt mir einfach. Das Baby soll mir gezeigt worden sein, ich soll sogar etwas gesagt haben, aber ich weiß nichts mehr davon. In meinem Bewusstsein ist ein schwarzes Loch. Manchmal habe ich daran gedacht, was in dieser Zeit wohl gewesen sein mag und ob sie durch irgendein Ereignis oder vielleicht auch durch einen Traum wieder in mein Bewusstsein kommen könnte. Jetzt, sechs Jahre später, fiel mir das erste Mal ein, dass ich Gerrit fragen könnte, was in dieser Dreiviertelstunde geschehen war. Er war schließlich die ganze Zeit dabei gewesen. Wir trafen uns und sprachen über die Geburt unserer Tochter. Gerrit erzählte mir, was geschehen war in der Zeit, von der ich kein Bewusstsein mehr hatte. Das Erlebnis war so ein Trauma für uns beide, dass wir auch jetzt nur schwer in der Lage waren, darüber zu sprechen. Wie tief saßen doch solche Verwundungen, dass wir es derart verdrängten, dass wir über Jahre nicht darüber sprechen konnten und es nicht einmal bemerkt hatten.

Ein anderer Traum gab mir ein Bild für die Harmonie, die ich jetzt spürte:

> *Ich sah einen Ring, in den jetzt das letzte Stück eingesetzt wurde, so dass er nunmehr geschlossen war.*

So fühlte ich mich. Meine Geschichte oder mein Leben schien mir abgerundet und damit fühlte ich mich eingebettet und getragen von der Harmonie des Kosmos. Es gibt ein Lied: ›Harmonie der Sterne‹, das mir immer im Ohr war. »Wie die hohen Sterne kreisen ewig voller Harmonie, sollen unsere Lebensweisen unverwirret sein wie sie …« Manchmal hatte ich die Zusammenhänge, den übergeordneten Sinn nicht mehr sehen können, dann erschien alles für mich ›verwirrt‹. Aber nun war das Gefühl in mir sehr stark, dass alles mit dem göttlichen Willen übereinstimmte und in Harmonie war.

Oft hatte ich gefragt, was ich im Leben wohl falsch gemacht hatte, dass ich immer verlassen wurde. Ich hatte an mir gezweifelt, dass ich etwas lernen sollte und es nicht verstehen würde. Vielleicht war es auch so gewesen, aber auf einer anderen Ebene spürte ich, dass all diese Erfahrungen zu mir und zu meinem Leben gehörten. Ich hatte das Gefühl, meine eigenen Spuren zu finden, die mein Engel oder vielleicht auch ich selber vor meiner eigenen Ankunft auf der Erde ganz leise und fast nicht erkennbar in diese Welt gezeichnet hatte.

X

Ich entscheide mich für die Liebe!

An meinem Geburtstag feierte ich ein großes Fest. Das tat ich sonst nie, aber ich hatte Grund zum Feiern. Ich wurde zwar nicht vierzig, sondern neununddreißig, aber meine Entwicklung im Leben kümmerte sich nicht um die Jahrzehnte. Ich fand, ich hatte einen Schritt getan, und dafür sollte es ein Fest mit Musik und Tanz geben. Ich lud fast alle Menschen ein, die in meinem Leben eine Bedeutung hatten. Ich war sehr glücklich. Was ich feierte, war eigentlich die Versöhnung mit meinem Schicksal. Von meiner Freundin Edda bekam ich als Geschenk eine Karte für ein Konzert. Aufgeführt wurde ›Elias‹. Dieses Oratorium von Mendelssohn Bartholdy hatte für mich eine Bedeutung durch das Gespräch, das jetzt zwölf Jahre zurücklag, in dem es mir wie Schuppen von den Augen gefallen war, wie viel Elias mit meinem Leben zu tun hat. Ich hatte es noch nie gehört. Meiner Freundin waren die Bedeutung und der Zusammenhang gar nicht bewusst gewesen.

Gerrit und ich hatten wieder mehr Kontakt. Er war öfters bei uns und wir unternahmen häufig etwas zu dritt mit Marike. Alle drei fühlten wir uns wohl dabei. Doch Gerrit hatte Angst, dass wir uns wieder zu nahe kommen könnten, und er sicherte sich ab. Er meinte: »Ich möchte dir nicht wieder so nah sein wie früher. Es würde eine Zeit lang gut gehen. Dann würde ich wieder um mich schlagen und alles zerstören und mich befreien wollen. Ich möchte nicht noch einmal alles zerstören.« Ich fühlte mich so stabil und zufrieden, dass ich mich mit allem zurechtgefunden hätte, was ihm möglich war und was er mir anbot. Aber es war nicht das, was ich mir wünschte. Ich übte mich in Geduld. Ich vertraute darauf, dass Gerrit eines Tages mit seinen Ängsten vor Nähe fertig werden würde und wir dann wieder in einer Partnerschaft leben könnten.

Wenn ich das Gefühl gehabt hätte, dass keine Liebe mehr da wäre, dann wäre ich schon lange bereit gewesen, das Ende dieser Partnerschaft zu akzeptieren. Aber ich hatte noch nie den Eindruck gehabt, dass wir uns nicht mehr liebten. Und dann wollte ich nicht akzeptieren, dass diese Liebe nicht gelebt werden könnte. An diesem Punkt war ich unverbesserlich leidenschaftlich.

Marike war inzwischen elf Jahre alt. Eines Abends hatte ich von einer Frau Besuch, die bisher wenig von unserem Leben wusste. Ich erzählte ihr gerade, dass ich einmal in Afrika war. Da kam Marike zur Tür herein und sagte: »Ja, und da war ich dabei!« Ich war unsicher, was ich dazu sagen sollte, und meinte, dass es vor Marikes Geburt gewesen sei, aber dass sie immer behaupten würde, dass sie dabei war.

Am nächsten Morgen, als wir wieder allein waren, fragte mich Marike: »Wie lange ist man schwanger?« Ich antwortete: »Neun Monate.«

Marike fragte weiter: »Und wie lange vor mir warst du in Afrika?«

»Ein Jahr«, antwortete ich.

»Dann warst du mit mir ein Jahr schwanger!« So sicher war Marike sich immer noch, dass sie damals in Afrika dabei gewesen war.

An einem Sonntag im Sommer machten Gerrit und ich einen Ausflug. Marike war verreist. Wir hatten einen wunderschönen Tag zusammen. Wir machten einen langen Spaziergang am Wasser und redeten den ganzen Tag miteinander. Nachdem wir uns abends noch etwas zu essen gemacht hatten, traute ich mich, Gerrit zu fragen, was eigentlich mit uns beiden sei.

Das hätte ich nicht tun dürfen. Er wurde furchtbar wütend. Er sagte, er wolle auf jeden Fall alleine bleiben und ich solle mir nicht einbilden, dass da noch jemals etwas zwischen uns geschehen würde. Ich ging unendlich traurig nach Hause. Es war noch genauso wie früher. Er vermittelte mir: Sei mir nah, aber bleibe mir fern. Mit einer Hand zog er mich an sich, mit der anderen stieß er mich weg. Sein Verhalten brachte mich immer wieder in diese entsetzliche innere Not. Ich war dann zerrissen von innerem Schmerz. Es gab sonst nichts, was mich so an den Rand der Verzweiflung bringen konnte wie diese Auseinandersetzungen. Und trotzdem versuchte ich es immer wieder. Eigentlich musste ich doch ein bisschen verrückt sein, und sicher gab es auch Menschen, die es so ansahen.

Es gab auch Momente, in denen ich es selber glaubte. Aber nach jedem durchgerungenen Schmerz fühlte ich, dass ich weitergekommen war. Diese Abgründe, die ich dabei erlebte, waren meine Lehrmeister, um das Leben zu lernen. Sie waren furchtbar, aber sie schienen mir für meine Entwicklung notwendig. In der Nacht vor jenem Sonntag, der für mich so traurig endete, hatte ich einen Traum, der diese Auseinandersetzung schon angekündigt hatte, den ich aber am Morgen nicht sofort verstanden hatte:

Ich war in einem großen Schwimmbad. Ich sprang in das Wasser und tauchte so tief unter, dass ich Angst hatte, meine Luft würde nicht ausreichen, bis ich wieder hochkommen würde. Ich paddelte mit Armen und Beinen um mein Leben und hatte Todesangst. Ich schaffte es gerade noch, wieder an die Wasseroberfläche zu kommen. Völlig erschöpft stieg ich aus dem Schwimmbad. Und dann sprang ich wieder in das Wasser. Und wieder erlebte ich diese Todesangst. Immer wenn ich herausgestiegen war, sprang ich wieder in das Wasser und jedes Mal hatte ich diese Panik, dass ich keine Luft bekommen würde. Als ich das letzte Mal aus dem Wasser heraufkam, sah ich, dass am Beckenrand eine Priesterin entlangging. Mein Gedanke war: »Taufe!«

Diese Auseinandersetzungen, die mich so an den Rand brachten, waren eine Art Taufe für mich. Aus Erzählungen wusste ich, dass man die Menschen früher getauft hatte, indem man sie so lange unter Wasser tauchte, dass sie an die Todesgrenze herankamen und dadurch eine Einsicht in die geistige Welt bekamen. So tauft man heute nicht mehr. Das ist in der heutigen Zeit nicht mehr vorstellbar. Und wer könnte heute noch in diesem Sinne ein Täufer sein? Heute regelt das Leben diese ›Tauferfahrungen‹ selber. Dieser Traum verdeutlichte, dass meine Prüfungen, die ich in meinem Leben zu bestehen hatte, für mich ein Weg waren, der mich immer wieder Grenzerfahrungen machen ließ, die mir einen Weg in die geistige Welt bahnten. Jede Not, jeder Schmerz war für mich wie eine Taufe im ursprünglichen Sinne gewesen.

Es hatte zwar immer wieder Momente gegeben, in denen mir alles zu viel gewesen war, in denen ich gehadert hatte mit meinem Schicksal, aber im Grunde genommen weiß ich: Dieser Weg ist selbst gewählt. Immer wieder musste ich durch Erschütterungen gehen, die den Tod brachten über alles, was in mir fest, sicher, gewohnt oder überholt war. Aber es musste sterben, damit Auferstehung sein konnte. Und genauso wie ich immer wieder Sterben erlebt hatte, erlebte ich auch Auferstehung. Diese Erfahrung machte mich auch so sicher über die Bedeutung des Christus für mich. Denn diese Kraft zur Auferstehung, die konnte nicht aus mir selber kommen. Das war unmöglich.

Eineinhalb Jahre waren inzwischen vergangen seit der Lösung durch den Traum mit der Rechnung. Sie waren eine der besten Zeiten meines Lebens. Zu Gerrit entwickelte ich wieder eine schöne, freundschaftliche Beziehung. Ich hätte mir etwas mehr gewünscht, aber ich konnte damit leben. Mit der Arbeit ging es mir gut. Ich war sehr engagiert und liebte meine Arbeit sehr. Aber manchmal fühlte ich mich auch sehr erschöpft. Ich war erstaunt darüber, dass ich diese Erschöpfung gerade jetzt spürte, obwohl es mir doch gut ging. Aber vielleicht musste ich mich auch einfach einmal müde fühlen dürfen.

Ich fuhr mit meinen Kollegen aus dem Krankenhaus für zwei Tage in ein Kloster. Wir wollten uns aus dem Arbeitsalltag zurückziehen und an einem Thema arbeiten. Wir hatten einen Referenten eingeladen, der das Wochenende vorbereiten sollte. Das Thema wollten wir selber aussuchen. Meine Anregung wurde angenommen. Ich wollte gerne am Thema ›Kraftquellen‹ arbeiten. Wir trafen uns mit dem Referenten im Kloster. Er kannte uns nicht und wusste auch nichts von uns. »Mein Vorschlag«, sagte er am Anfang des Seminars, »mit Ihnen an dem Thema ›Kraftquellen‹ zu arbeiten, ist, dieses anhand einer bestimmten Person zu tun. Ich möchte mit Ihnen zwei Tage über den Propheten Elias arbeiten.« Wieder war Elias als Thema da, als ich mich schwach fühlte. Ich musste nur dort wieder Anschluss bekommen. Den bekam ich und ich fuhr mit einer großen Energie von diesen zwei Tagen wieder nach Hause.

Im Winter kam es noch einmal zu einer Auseinandersetzung mit Gerrit über Nähe und Distanz. Ich war innerlich so erschüttert und so offen, dass sich plötzlich mein Blick für die ganze Situation änderte. Ich begriff, dass er nicht wieder zu mir zurückkommen würde, auch wenn ich noch einmal zehn Jahre warten und kämpfen würde. Und nun erkannte ich, dass ich nicht länger auf ihn warten durfte. Ich musste ihn jetzt loslassen.

Ich fühlte mich sehr sicher, dass nach wie vor Liebe zwischen uns bestand. Aber wir fanden keine Möglichkeit, sie in eine Form zu zwingen, die Partnerschaft, Ehe oder Familie hieß. Ich musste einsehen, dass auch ich etwas nicht möglich machen konnte, was einfach nicht möglich war. Es stand nicht in meiner Macht. Ich hatte gewusst, dass diese Liebe für mich mit viel Schmerz verbunden sein würde, aber ich war nicht bereit, auf die Liebe zu verzichten, um dem Schmerz zu entgehen. Für mich war Liebe immer verbunden mit Leid und auch mit Opfer. Aber dennoch wollte ich nie die Angst vor dem Schmerz über die Liebe siegen lassen. Aber es war nicht die Angst, die mich bewog, nicht mehr weiterzukämpfen. Es war die Einsicht, dass es Dinge gibt, die wir nicht in unsere Erdenverhältnisse bringen können, wie wir es möchten. Ich hatte auch die Liebe zu meinen beiden Kindern nicht so leben können, wie ich es mir gewünscht hatte. Deshalb war aber die Liebe nicht verloren. Sie wirkte vielleicht nur ganz anders und weniger sichtbar in der Welt.

Nach einigen Nächten, in denen ich recht verzweifelt war, hatte ich folgenden Traum, der mit dem Thema Liebe und Leid zu tun hatte:

Ich war auf einem Fest mit vielen Menschen. Ich tanzte und fiel gegen einen Tisch und tat mir sehr weh. Aber ich lachte und sagte: »Gott sei Dank, dass ich schwimmen kann.« Auf dem Fest war eine Nonne. Sie war weiß gekleidet. Ich wollte ihr immer etwas aus meinem Leben erzählen, um ein bisschen Mitgefühl für meinen Lebensschmerz zu bekommen. Sie lachte aber nur und sagte: »Sie? Sie sind doch eben gefallen und haben nur gelacht und gesagt, Gott sei Dank, dass ich schwimmen kann! Sie sind doch stark!« Ich meinte, sie hätte ja keine Ahnung, was in meinem Leben schon alles gewesen sei, was ich schon alles mitgemacht hätte. Aber irgendwie kam ich nicht dazu, ihr mein Leid zu klagen. Die Nonne lächelte mir zu und reichte mir die Hand und sagte: »Wollen wir nicht ›du‹ zueinander sagen? Ich heiße Maria.«

Aus diesem Traum erwachte ich mit dem Satz:

Ich entscheide mich für die Liebe!

Ich konnte wirklich Gott dankbar sein, dass ich schwimmen konnte. Ich konnte mich über Wasser halten, ich ging nicht unter, auch wenn ich mir wehtat. Ich war sehr berührt davon, dass die Frau im Traum Maria hieß, dass sie mir die Hand reichte und mir das ›Du‹ anbot. Auf welche Ebene hatte sie mich geholt, indem sie mir die Freundschaft angeboten hatte?

Wie unendlich musste Maria gelitten haben, als sie unter dem Kreuz stand und das Leid ihres Sohnes miterleben musste. Es überkam mich fast Scham, dass ich ihr mein Leid hatte klagen wollen. Ich hatte wirklich keinen Grund. Wenn ich ihr helfen konnte, durch mein Leid etwas von ihrem Leid mitzutragen, dann war ich gerne bereit, es zu tun.

Als sich diese Stimmung in mir ausbreitete, kam der Brief von Gertrud mit der Einladung zu einem Elias-Seminar. Ich meldete mich zu diesem Seminar an. Schon die Tatsache, dass ich mich entschlossen hatte, veränderte vieles in meinem Leben. Ich spürte, dass mit dem Seminar etwas Entscheidendes geschehen würde. Ich hatte das Gefühl, ich müsse alles vorher erledigen, klären, in Ordnung bringen, was nur möglich war, damit ich frei wäre für das, was auf mich zukäme. Das Seminar brachte einen Wendepunkt in meinem Leben. Ich traf dort die Menschen, auf die ich schon immer gewartet hatte. Es half mir, mein Leben von einer anderen Warte aus zu betrachten.

Am Anfang hatte Elias nur etwas mit meinem persönlichen Leben zu tun gehabt. Es war ein Name für ein Kind gewesen. Im Laufe der Jahre hatte ich immer mehr verstehen können: Elias ist nicht nur ein Name. Er ist nicht nur der Prophet im Alten Testament, der vor langer Zeit gelebt hat. Elias ist eine Kraft, die heute noch eine Bedeutung hat. Nicht nur ich, sondern auch andere Menschen fühlen sich von ihr angesprochen und begleitet. Es ist etwas Überpersönliches.

Wer war dieser Elias? Was wirkt durch ihn?

Elias durchlitt die Not seines Volkes. Er war keine leuchtende Gestalt, die über die menschlichen Dinge erhaben war, sondern er teilte das Leid seiner Mitmenschen. Auch für ihn galt die Hungersnot. Auch er verzweifelte, und trotz seiner Stärke wollte er sterben. Auch er erkannte, dass er nicht besser war als die anderen, und er litt unter seiner eigenen Unvollkommenheit.

Aber er hörte immer wieder in seinem Inneren Gottes Stimme, seinen Auftrag, seine Aufgabe. Und er folgte diesem Auftrag. Er kämpfte leidenschaftlich unter Einsatz seines Lebens für seinen Gott. Er diente, denn er bereitete die Zukunft vor für denjenigen, der viel größer war als er – für den Christus.

Dieses gesamte ›Elias-Thema‹ war in einer verwandelten Form wieder in mein Leben getreten. Nicht als ein Name für ein Kind, sondern als ein Name für eine Gemeinschaft.

Es wurde mir deutlich, dass alles, was ich in meinem Leben erlebt hatte, eine Vorbereitung war. Jedes Leid, jede Not, jede Niederlage war wichtig gewesen, um das Leben und die Menschen verstehen zu lernen, um Kräfte zu entwickeln und lieben zu lernen.

Ich hatte immer daran geglaubt, dass es nichts in meinem Leben geben würde, was ohne Sinn ist. Nun hatte ich Gewissheit. Nun wusste ich es wirklich!

Viele Dinge und Zusammenhänge sind nach wie vor verborgen und manches wird es vielleicht auch immer bleiben. Aber die Tatsache, dass ich ein wenig verstehen durfte von dem göttlichen Plan für mein Leben, von dem Sinn in meinem Leben, gab mir ein beglückendes, versöhnendes Gefühl.

Ich kam ihm ein wenig auf die Spur: dem Geheimnis Gottes.

Epilog

Während der letzten achtzehn Monate, die ich an diesem Buch schrieb, haben mich immer wieder Fragen und Zweifel beschäftigt wie z.B.:

Will ich wirklich mein persönliches Leben so öffentlich machen?

Darf ich es überhaupt?

Was ist an meinem Leben so wichtig, dass andere Menschen davon erfahren sollten?

Ist es nicht Wichtigtuerei?

Immer entschied ich mich, weiterzuschreiben und später erst zu überlegen, was ich mit diesem Manuskript tun würde.

Ich muss gestehen, dass ich bis heute keine Antwort gefunden habe, ob diese Aufzeichnungen veröffentlicht werden sollten. Es bleibt ein Stück Ungewissheit, und dann muss man eben springen oder man springt nicht.

In den letzten Wochen habe ich zwei Erlebnisse gehabt, die eine wesentliche Bedeutung für diesen Entschluss haben. Die erste Erfahrung machte ich Anfang Juli dieses Jahres. Ich beteiligte mich an einer Führung im Klosterhof Brunshausen. Wir kamen in die Kirche und Erika Löning erzählte über die Geschichte dieser Stätte. »Dann gibt es eine Zeit«, berichtete sie, »die recht dunkel war, und die wollen wir auch nicht verschweigen. Dieses Gebäude wurde lange nicht mehr als Kirche genutzt. In den Jahren 1944 bis 1945 war diese Kirche ein Konzentrationslager. Es war eine Außenstelle von Buchenwald und in dieser Kirche lebten sechshundert Gefangene.«

Sie führte weiter aus, wie sie mit ihrem Mann und ihren Kindern recherchiert hat und dass sie fünfundvierzig Jahre nach dem Krieg Menschen begegnen konnten, die hier als Häftlinge untergebracht waren und das Glück gehabt hatten zu überleben.

Dann berichtete sie über das anliegende Gebäude: »Das Sommerschloss war während des Krieges ein sogenanntes Kinderhaus gewesen. Den polnischen Frauen wurden nach der Geburt die Kinder sofort weggenommen und in das Kinderhaus gebracht. Wir wissen von einer alten Schäferin hier aus der Gegend, dass sie beobachtet hat, dass viele tote Kinder aus dem Haus getragen wurden. Sie fand heraus, dass man den Neugeborenen saure Milch gab und sie auf diese Weise umbrachte.«

Oh Gott, wie furchtbar! Immer wieder hörte ich den Satz in meinem Kopf: »Den polnischen Frauen wurden die Kinder gleich nach der Geburt weggenommen.«

Wie hatten die Frauen diesen grausamen Schmerz überlebt? Und ich nahm mein kleines so bedeutungsloses Schicksal so wichtig!

Was hatte ich schon erlebt?

Gar nichts!

Alles schien mir so harmlos, so geborgen, fast rosarot im Vergleich zu dem!

Meine Phantasie reichte nicht aus, um mir vorzustellen, was diese Frauen erlitten hatten. Ich wusste jedenfalls, dass meine Kinder tot waren. Ich wusste sogar, dass es ihnen gut ging.

Nicht der Tod hatte diesen Frauen die Kinder entrissen, sondern die Menschen!

Die Menschen konnten grausamer als der Tod sein.

Entsetzliche Vorstellungen von Misshandlungen und Tötung mussten diese Frauen gequält haben. Ich denke, diese Vorstellungen quälen diese Frauen noch heute. So etwas verblasst vielleicht, aber es geht nie vorüber. Dieser Schmerz ist heute noch in der Welt. Wie vielen Frauen ist es wohl so ergangen?

Tausenden?

Zehntausenden?

Hunderttausenden?

Irgendwelche Mütter in den Kriegsjahren –

ohne Zahl

ohne Namen

ohne Erwähnung

Es beschämte mich, dass ich so viel gelitten hatte.

Die zweite Erfahrung war die, dass ich immer wieder auf die Stelle im Evangelium stieß, in der der Auferstandene Thomas erschien und dieser erst durch diese Begegnung glauben konnte.

Im Johannes-Evangelium, Kapitel 20, Vers 26–29 heißt es in der Übersetzung von Emil Bock:

> *Und nach acht Tagen waren seine Jünger wieder im innern Raum versammelt, und Thomas war dabei. Da kam Jesus bei verschlossenen Türen, trat in ihre Mitte und sprach: Friede sei mit euch! Und dann sprach er zu Thomas: Reiche deinen Finger her und siehe meine Hände, und reiche deine Hand her und*

lege sie in meine Seite, und bleib nicht starr in deinem Herzen; fühle vielmehr in deinem Herzen meine Kraft! Da sprach Thomas zu ihm: Du bist der Herr meiner Seele, du bist der Gott, dem ich diene. Und Jesus sprach zu ihm: Weil du mich geschaut hast, hast du meine Kraft in dir gefunden? Selig sind, die meine Kraft im Herzen finden, auch wenn ihr Auge mich nicht sieht.

Als ich einmal in der Kirche war und der Pfarrer in seiner Predigt sagte: »Thomas, lege deine Finger in meine Wunden«, fing mein Herz an zu rasen. Es wurde mir bewusst, dass es das war, was mich an diesem Buch so zweifeln ließ. Ich zeigte meine Wunden. Und ich machte es möglich, dass andere Menschen ihre Finger in meine Wunden legen können. Das könnte ziemlich wehtun! Es fällt mir leichter zu zeigen, wo ich mich gut und heil fühle. Aber es ist schwierig, die Verletzungen und Verwundungen zu zeigen.

Und doch scheint es mir so wichtig zu sein, dass wir den Mut finden, unsere Wunden zu zeigen. Wo können wir uns tiefer und echter begegnen? Wie lernen wir sonst, was Mensch-Sein alles bedeutet? Wo lernen wir Mitgefühl, Verständnis? Wie können wir sonst lernen, wirklich Mensch zu werden?

Wenn man seine Wunden zudeckt und versteckt, droht man zu verhärten. Und wir wissen, für wie viel Leid auf der Erde die Ursache ein verhärtetes Herz ist.

Wenn mein Buch ein kleiner Beitrag sein könnte,
dass wir lernen, mit unseren Verwundungen zu leben,
dass wir sie nicht ungeschehen machen wollen,
dass wir sie nicht vertuschen wollen,
sondern dass wir trauern und sie annehmen, vielleicht sogar

als einen Freund, der uns helfen kann, den Himmel wieder ein Stück zu öffnen,
dass hoffentlich nie wieder eine Situation entstehen kann, in der man irgendwelchen Frauen auf der Welt ihre neugeborenen Kinder wegnehmen muss,
dann war die Veröffentlichung eine richtige Entscheidung.

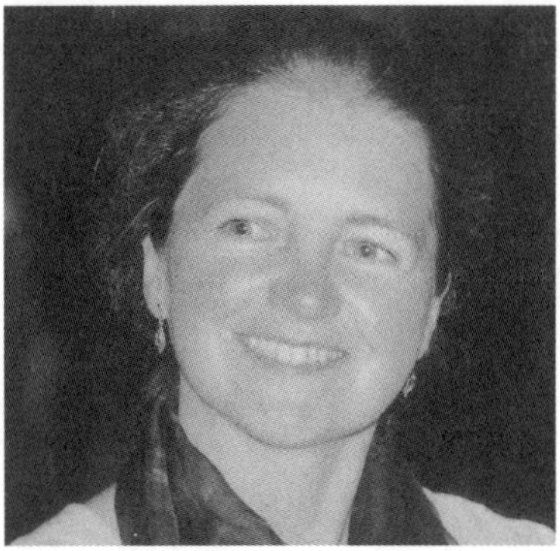

Die Autorin

Hannelore Ingwersen (*1953) ist Sozialpädagogin und seit 1990 auf dem Gebiet der Sterbebegleitung und der Trauerarbeit tätig. Zur Zeit leitet sie ein Hospiz in Norddeutschland.

Arie Boogert

Beim Sterben von Kindern

Erfahrungen, Gedanken und Texte zum Rätsel des frühen Todes

Aus dem Niederländischen von S. Mrotzek, 289 Seiten, kt.

Dieses Buch möchte eine Hilfe geben, das Sterben von Kindern zu begleiten, ihren Tod als Erfahrung zu begreifen und ertragen zu lernen. In einem zweiten Teil werden Texte von Rudolf Steiner zur Frage des Todes, insbesondere des Todes von Kindern, wiedergegeben, ein dritter Teil enthält Märchen, Erzählungen und Gedichte über Tod und Wiedergeburt.

Wir und unsere Toten

Rudolf Steiner über den Umgang mit Tod und Sterben

Aus dem Niederländischen von Frank Berger, 220 Seiten, kt.

Der bewusste, unsentimentale, mit dem Herzen wahrnehmende Umgang mit den Verstorbenen über die Stunden und Tage zwischen Tod und Begräbnis bis zu einem dauernden inneren Leben mit den Toten ist ein wesentliches Element seelischer und geistiger Kultur. Arie Boogert, Pfarrer der Christengemeinschaft in Denver/USA, gibt eine Fülle von Anregungen und Hinweisen, wie ein solcher konkreter Umgang mit den Toten geübt und gepflegt werden kann. Eine Sammlung von Texten, Sprüchen und Gebeten von Rudolf Steiner ergänzt die Darstellungen.

Dietrich Bauer / Max Hoffmeister / Hartmut Görg

Gespräche mit Ungeborenen

Kinder kündigen sich an

264 Seiten, kt.

Dieses Buch berichtet von Erlebnissen und Begegnungen mit Ungeborenen und von Erinnerungen an ein Leben vor der Geburt. Im ersten Teil sind solche Erfahrungsberichte von Müttern und Kindern gesammelt. Der Mittelteil behandelt naturwissenschaftliche, religiöse und ethische Gesichtspunkte zu Fragen der Präexistenz. Der Beitrag des Gynäkologen Hartmut Görg schließlich geht auf Fragen der Empfängnis, der Verhütung, der Abtreibung und der Manipulation des Lebens des Ungeborenen ein.

»Ein so noch nie dagewesener Beitrag zur ›Aufklärung‹ … wegen der Stimmung von Ehrfurcht und Verantwortung dem Tor der Geburt gegenüber, die alle drei Beiträge durchströmt.«

Almut Bockemühl, Die Drei

URACHHAUS